ESERCIZI PER L'ALLUNGAMENTO

60+

ROUTINE GUIDATE CON ESERCIZI DI ALLUNGAMENTO DA SVOLGERE A CASA PER MIGLIORARE LA FORZA, MANTENERE L'EQUILIBRIO E AUMENTARE L'ENERGIA

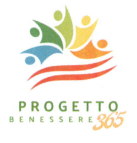

© Copyright 2023. Tutti i diritti riservati.

Nessuna parte del libro può essere riprodotta o diffusa con un mezzo qualsiasi, fotocopie, microfilm o altro senza il permesso dello scrittore.

Sommario

INTRODUZIONE _____ 7

CAPITOLO 1 LO STRETCHING _____ 10

CONSIGLI PER L'ALLUNGAMENTO _____ 13

LE PERSONE OVER 60 DEVONO ESEGUIRE ESERCIZI SPECIFICI? _____ 15
QUANDO CONSULTARE UN ESPERTO _____ 15

VANTAGGI DELLO STRETCHING _____ 17
PERCHÉ LO STRETCHING FA BENE _____ 18

TIPOLOGIE DI STRETCHING E QUANDO FARLO _____ 22
YOGA: CONSIGLI PER GLI OVER 60 _____ 23
VARIETÀ DI STRETCHING _____ 24
QUANDO ESEGUIRE GLI ESERCIZI DI STRETCHING _____ 27
CON CHE FREQUENZA FARE ALLUNGAMENTO? _____ 29

ALLUNGAMENTO PASSIVO _____ 31
BENEFICI DELLO STRETCHING PASSIVO _____ 31

DOVE FARE ALLUNGAMENTO _____ 33
NEL TUO LETTO _____ 33
LA TUA POLTRONA _____ 33
LA TUA PORTA _____ 34

I MIGLIORI ESERCIZI PER MANTENERE LA FORMA FISICA _____ 35
ALLENAMENTO CARDIO _____ 35
ALLENAMENTO DELLA FORZA _____ 36
ALLENAMENTO PER LA FLESSIBILITÀ _____ 36
ALLENAMENTO PER L'EQUILIBRIO _____ 36

CAPITOLO 2 LO STRETCHING PER LA PREVENZIONE DEL DOLORE ____ 38

STRETCHING SENZA DOLORE _____ 40
COME FARE ALLUNGAMENTO SENZA DOLORE E MIGLIORARE LA FLESSIBILITÀ _ 40
PERCHÉ MANTENERE UN ALLUNGAMENTO TROPPO A LUNGO È DANNOSO? __ 43
ALLUNGAMENTO CONSAPEVOLE _____ 45

COSA FARE E COSA EVITARE _____ 46

CAPITOLO 3 LO STRETCHING PER LA POSTURA _____ 48
QUALI SONO LE CAUSE DI UNA CATTIVA POSTURA? _____ 49

I VANTAGGI DI UNA POSTURA CORRETTA _____ 50

LE CONSEGUENZE SULLA SALUTE DI UNA CATTIVA POSTURA _____ 52

LINEE GUIDA PER UNA BUONA POSTURA _____ 53
    COME MIGLIORARE LA POSTURA DA SEDUTO? _____ 54
    COME MIGLIORARE LA POSTURA IN PIEDI? _____ 55

ADATTARE L'ALLUNGAMENTO ALLE LIMITAZIONI FISICHE _____ 56
    QUALI FORME DI ESERCIZIO PUO' SVOLGERE UNA PERSONA CON MOBILITA' LIMITATA? _____ 57

CAPITOLO 4 GLI ESERCIZI _____ 59

ALLUNGAMENTO DEL COLLO _____ 60

ALLUNGAMENTO DEL BRACCIO _____ 61

ALLUNGAMENTO DEI TRICIPITI _____ 62

ALLUNGAMENTO DEI BICIPITI _____ 63

ALLUNGAMENTO DI SPALLE E COLLO _____ 64

ALLUNGAMENTO DEL TORACE _____ 66

ALLUNGAMENTO TRA LA PORTA _____ 67

ALLUNGAMENTO DELLA SPALLA _____ 68

ALLUNGAMENTO DELLE SCAPOLE _____ 69

AUTO-ABBRACCIO _____ 70

POSIZIONE DEL CACTUS _____ 71

ALLUNGAMENTO DELLA SCHIENA _____ 73

ALLUNGAMENTO DELLA PARTE SUPERIORE DELLA SCHIENA _____ 74

GATTO-MUCCA SEDUTO _____ 75

GATTO-MUCCA A GATTONI _____ 77

ALLUNAMENTO LATERALE DELLA SCHIENA _____ 78

ALLUNGAMENTO LATERALE PROFONDO _____ 79

ALLUNGAMENTO LATERALE SEDUTO _____ 80

ROTAZIONE DEL TRONCO _____ 81

SCIOGLIERE I FIANCHI	82
FLESSIBILITA' DELL'ANCA	83
MOBILITÀ DI ANCA E GINOCCHIO	84
CIRCONDUZIONI DEI FIANCHI	85
ALLUNGAMENTO DEL GINOCCHIO	86
ALLUNGAMENTO DEI QUADRICIPITI	87
ALLUNGAMENTO DEI FEMORALI IN POSIZIONE SUPINA	88
FLESSIBILITÀ DELLE COSCE	89
ALLUNGAMENTO DEI TENDINI E DEI POLPACCI	90
IN PIEDI:	90
SEDUTO:	91
PIEGAMENTO IN AVANTI DA SEDUTO	92
AFFONDI SULLA SEDIA	94
ALLUNGAMENTO DI PIEDI E POLPACCI	95
EQUILIBRIO E ALLUNGAMENTO DEI PIEDI	96
ALLUNGAMENTO DELLA CAVIGLIA	97
ALLUNGAMENTO DELLA PARTE POSTERIORE	98
CAPITOLO 5 RISCALDAMENTO PRIMA DELL'ALLENAMENTO	**99**
AFFONDI DELLE GAMBE	101
CAMMINATA SUL POSTO	102
ROTAZIONI CON L'ANCA	103
ROTAZIONI CON LE BRACCIA	104
OSCILLAZIONI DELLE BRACCIA	105
AFFONDI CON TORSIONE	106
CAPITOLO 6 ALLUNGAMENTO DOPO L'ALLENAMENTO	**107**
BENEFICI PER IL BENESSERE GENERALE	108
QUANDO INSERIRE L'ALLUNGAMENTO	110

CAPITOLO 7 ATTREZZATURA **111**

    STRUMENTI UTILI 112

        CINGHIE ALLUNGABILI 112

        BLOCCHI YOGA 113

        CINTURA PER GAMBE 114

        RULLO IN SCHIUMA 115

        SFERA DA MASSAGGIO 116

CAPITOLO 8 FARE DELL'ALLUNGAMENTO UN'ABITUDINE **117**

CONCLUSIONE **121**

    RIFERIMENTI 123

INTRODUZIONE

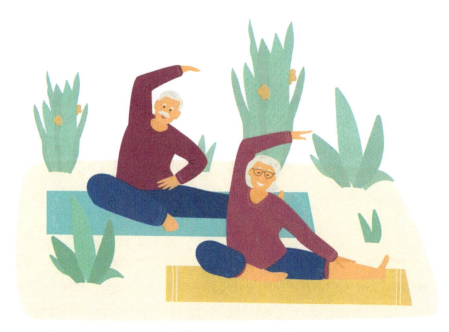

L'invecchiamento è una delle fasi inevitabili che nel corso della vita dobbiamo affrontare. È diventato più impegnativo chinarti per allacciarti le scarpe? Non riesci più a giocare a calcio o prendere parte ai tornei sportivi?

Alcune persone potrebbero chiedersi perché dovrebbero leggere questo libro se ancora non si sentono "vecchie". A causa del deterioramento della flessibilità e del movimento, tutte le persone con più di sessant'anni affrontano questi piccoli problemi quotidianamente. Lo stretching è essenziale per le persone più avanti con l'età poiché i nostri corpi diventano meno flessibili man mano che invecchiano, rendendo necessario impegnarsi per mantenerli attivi. In poche parole, dovremmo sempre aggiungere l'allungamento al nostro regime quotidiano.

Sebbene questo libro si concentrerà principalmente sugli esercizi di allungamento per le persone con più di sessant'anni, in realtà lo stretching è un beneficio per tutti. Gli esercizi di stretching, infatti, sono una parte cruciale della tua routine di allenamento, indipendentemente da quanto sei attivo. Le persone anziane possono trarre diversi benefici da questo tipo di esercizi, i quali vanno dalla prevenzione degli infortuni al mantenimento della mobilità.

Tuttavia, come per ogni esercizio, presta attenzione ai segnali del tuo corpo perché è molto più sensibile ai movimenti lenti rispetto a quando eri più giovane. L'obiettivo è attivare i muscoli non "sentire un forte bruciore nella zona sotto pressione".

Prima di iniziare il tuo allenamento, assicurati di avere gli strumenti e lo spazio necessari. Puoi eseguire alcuni degli allungamenti presenti in questo libro per alleviare la rigidità e il dolore nei muscoli o nelle articolazioni, oppure puoi eseguirli tutti alla fine del tuo normale allenamento o della tua routine quotidiana. Insomma, hai il controllo completo su queste attività e scegli ciò che, nel lungo termine, farà stare meglio te e la tua salute generale!

È fondamentale decidere quali gruppi muscolari devono essere allungati per primi, a meno che tu non abbia una condizione o un problema che richieda specifica attenzione. Tieni presente che i muscoli degli arti inferiori, in particolare i polpacci, i muscoli posteriori della coscia, i flessori dell'anca e i quadricipiti nella parte anteriore della coscia, sono i più importanti per la mobilità.

Va sottolineato che anche lo stretching dei muscoli della parte superiore del corpo ha i suoi vantaggi. Nel corso di questo libro imparerai qualche trucchetto per aiutare a mantenere la mobilità di tutto il corpo, la longevità muscolare e la salute generale.

C'è un altro punto cruciale riguardo agli esercizi di stretching prima di continuare. Innanzitutto, tieni presente che dovrai concentrarti sulla respirazione mentre esegui gli allungamenti. È semplice dimenticare e non notare che stai trattenendo il respiro durante l'allenamento.

Basta con l'introduzione; è tempo di entrare nel vivo e scoprire quali sono i migliori esercizi di stretching per le persone over 60.

Iniziamo!

CAPITOLO 1
LO STRETCHING

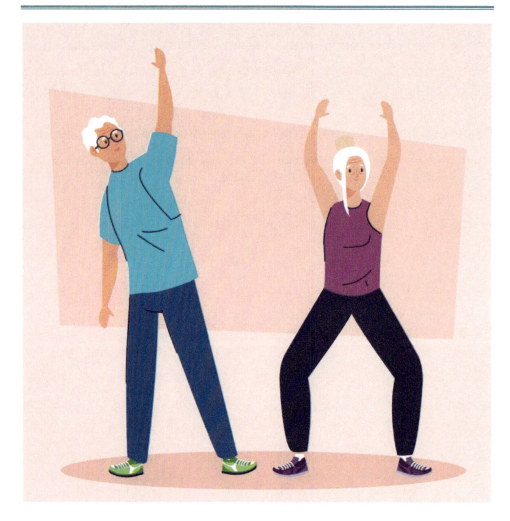

Molto tempo fa sembrare vecchio era un riflesso delle esperienze affrontante nella vita. Oggi non è più cosi. Al contrario, dimostra quanto ti sei preso cura di te stesso per tutta la vita.

Non è più vero dire che sessanta sono i nuovi quaranta e settata sono i nuovi cinquanta. Compiere 55 anni non significa che tutto inizierà ad andare a rotoli, soprattutto se mantieni una routine di allenamento e mangi in modo sano.

Anche se non è sempre piacevole, nessuno di noi può evitare di invecchiare. La nostra salute mentale, la socievolezza e la fiducia in noi stessi dipendono dal fatto che continuiamo a essere indipendenti man mano che maturiamo.

Tuttavia, alcuni cambiamenti fisici inevitabili vengono con l'invecchiamento, il che potrebbe rendere difficile preservare la nostra indipendenza se non ci diamo da fare per restare in movimento. Un metodo per essere proattivi nel ridurre gli impatti dell'invecchiamento sui nostri corpi è senza dubbio lo stretching.

L'età provoca un naturale declino della flessibilità, un aspetto inevitabile della vita. Secondo gli studi, la capacità di movimento del collo, delle spalle, della schiena, dei fianchi, delle caviglie e dei polsi diminuisce nel tempo. In altre parole, con l'avanzare dell'età, la gamma di movimenti in ogni tua area del corpo diminuisce. Attività quotidiane come allacciarsi le scarpe, prendere qualcosa sullo scaffale più alto e girarsi in macchina per uscire dal vialetto possono essere tutte influenzate da questa perdita.

Tuttavia, lo stretching è uno strumento rapido ed efficace per combattere gli effetti paralizzanti dell'invecchiamento. Non devi cedere all'arrugginimento delle articolazioni poiché la ricerca ha dimostrato che lo stretching migliora notevolmente la flessibilità nelle persone over 60.

Per questa ragione lo stretching rappresenta una componente cruciale dell'esercizio: i suoi vantaggi migliorano la funzione muscolare, permettendoti di muoverti più comodamente e facilmente durante le attività quotidiane e atletiche.

Lo stretching regolare, inoltre, migliora la flessibilità, aumenta la libertà di movimento e riduce il rischio di lesioni. Meno tensione muscolare, meno indolenzimento e tensione, comuni dopo l'esercizio, faranno sentire meglio il tuo corpo.

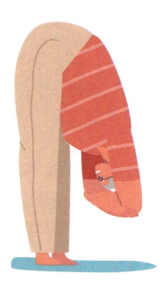

CONSIGLI PER L'ALLUNGAMENTO

Ecco alcuni consigli per svolgere al meglio le tue sessioni di stretching muscolare:

- ✓ Allungati mentre inspiri profondamente ed espiri lentamente. Dovrebbero trascorrere almeno trenta secondi di allungamento per fornire al muscolo tempo sufficiente per rilassarsi.

- ✓ Durante lo stretching, evita di rimbalzare, poiché ciò aumenta le possibilità di lesioni.

- ✓ Non allungare mai un muscolo fino al punto di disagio o in cui senti dolore, allungati solamente fino a sentire la tensione nel muscolo.

- ✓ Prima di fare allungamento, muoviti sempre per 5-10 minuti, è sufficiente fare esercizio leggero come una passeggiata.

Se sei sicuro della tua capacità di mantenere l'equilibrio, puoi eseguire gli esercizi di allungamento presenti in questo libro stando in piedi. Per le persone con limitazioni fisiche o problemi di equilibrio, tuttavia, gli esercizi di stretching seduti possono essere un'ottima opzione.

Le persone avanti con l'età possono ridurre il rischio di una caduta che potrebbe causare danni eseguendo dei semplici allungamenti dalla sedia. Se scegli questa opzione, assicurati di avere una sedia solida che ti permetta di sederti comodamente senza cadere.

Inizia assicurandoti di avere la schiena dritta e una postura corretta. Siediti in posizione eretta con i piedi alla larghezza delle spalle sul pavimento, con la parte superiore delle gambe parallela al pavimento. Se sei in piedi, stai con i piedi alla larghezza delle spalle. Mentre esegui questi allungamenti, concentrati sul mantenere attiva la tua regione addominale.

LE PERSONE OVER 60 DEVONO ESEGUIRE ESERCIZI SPECIFICI?

Anche se lo stretching e l'attività fisica sono utili per TUTTI, alcuni particolari allungamenti ed esercizi sono progettati in modo specifico per le persone con più di sessant'anni. Bisogna infatti tener conto che le persone sono dotate di diversi livelli di forma fisica e mobilità; pertanto, il primo passo prima di iniziare un esercizio di stretching è valutare la tua mobilità. La tua capacità di svolgere determinate attività si deteriorerà man mano che la tua mobilità, l'equilibrio, la forza e la flessibilità diminuiranno.

Gli adulti possono ripristinare una certa flessibilità, anche se la mobilità articolare diminuirà gradualmente con l'età. Vi è uno studio che ha dimostrato come le persone con più di sessant'anni possano trarre grandi benefici dallo stretching statico. Per un anno delle persone anziane attive (dai 67 agli 80 anni) hanno fatto stretching per cinque volte alla settimana. Ciò ha portato a ottimi risultati: un miglioramento della flessibilità pari al 31% e ad un aumento tra il 10-17% della forza muscolare.

QUANDO CONSULTARE UN ESPERTO

In caso di problemi di salute, inclusi infortuni, parla con un professionista nel campo del fitness. Queste figure esperte possono creare un piano personalizzato, oltre a determinare i tuoi attuali livelli di flessibilità e forma fisica. Mentre lavori per raggiungere i tuoi obiettivi, un trainer può aiutarti a superare eventuali limiti attuali.

Un personal trainer può lavorare con te per massimizzare i benefici e assicurarti di eseguire correttamente gli allungamenti. Quando usi la tecnica corretta, allinea il tuo corpo e assicurati che i tuoi fianchi siano ugualmente flessibili, in questo modo ridurrai il rischio di lesioni.

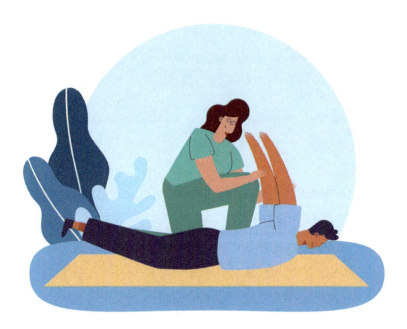

VANTAGGI DELLO STRETCHING

I nostri corpi subiscono diversi cambiamenti man mano che invecchiamo. Senza un adeguato mantenimento delle nostre abilità, questi cambiamenti potrebbero danneggiare negativamente la nostra capacità di rimanere attivi e sostenere una corretta funzionalità.

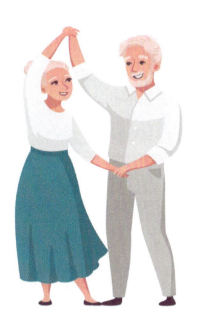

Lo stretching diventa quindi fondamentale per mantenere la mobilità e mantenere la tua libertà mentre invecchi.

Per darti un'idea della sua importanza, sappi che i velocisti professionisti spesso svolgono un'ora di riscaldamento prima di una gara che dura solo 10 secondi. Per mantenere i muscoli sani, molti atleti eseguono regolarmente allungamenti dinamici durante il riscaldamento e allungamenti statici durante il defaticamento.

Anche se non sei un'atleta, ci sono molti vantaggi nell'aggiungere lo stretching al tuo regime di allenamento dato che l'allungamento può aiutare a prevenire gli infortuni, migliorare la circolazione e rallentare la perdita di mobilità legata all'invecchiamento.

Molti professionisti della salute consigliano vivamente le attività di stretching per le persone over 60 poiché esso rappresenta l'esercizio in grado di mantenere in salute le persone di tutte le età. Pertanto, l'attività fisica è essenziale per migliorare la nostra salute e aumentare la mobilità in modo semplice e sicuro. Man mano che maturiamo, possono sorgere vari scenari e difficoltà che coinvolgono il movimento o uno stile particolare.

> Ci sono numerosi modi per fare stretching. Dato che l'esercizio dovrebbe essere adattato allo stato di salute di una persona, dovresti consultare il tuo medico prima di scegliere la migliore attività per te. Se il tuo stato di salute non è ottimale, il programma di fitness non dovrebbe iniziare prima di aver risolto le problematiche che ti affliggono.

PERCHÉ LO STRETCHING FA BENE

Tra le ragioni principali per cui le persone con più di sessant'anni svolgono esercizi di allungamento, rientrano senza dubbio la volontà di ridurre cadute e incidenti. Oltre a ciò, lo stretching ha diversi vantaggi per le persone più avanti con l'età, tra questi rientrano la promozione del rilassamento, l'aumento della flessibilità e la riduzione dello stress. Inoltre, migliora anche la vitalità generale e la salute della articolazioni.

Gli esercizi di stretching sono molto utili per le persone over 60 poiché offrono molti benefici per la salute di diverse parti del corpo. Migliorare la mobilità articolare ti consentirà di muoverti più comodamente per la maggior parte della tua vita, il che ti aiuterà a evitare i sintomi dell'artrite.

Non è da sottovalutare nemmeno il fatto che lo stretching può essere fatto ovunque, è semplice da svolgere e richiede pochissime attrezzature. Esercitandosi e facendo stretching, le persone più anziane possono ridurre notevolmente il rischio di subire un infortunio in tarda età da cui è più difficile guarire.

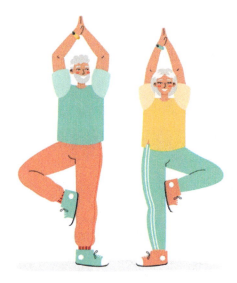

Dopo qualche settimana di pratica, potresti già sperimentare una migliore qualità della vita, maggiore rilassamento e maggiore flessibilità. Questo perché lo stretching aumenta la mobilità articolare e migliora la postura. Inoltre, riduce la possibilità di lesioni e aiuta a rilasciare la tensione muscolare ed eventuali fastidi da contrattura muscolare. Infine, potrebbe migliorare l'equilibrio, la coordinazione, il controllo muscolare e la circolazione.

I risultati di 12 mesi di un programma di allungamento e flessione dedicato alle persone anziane sono stati esaminati in uno studio pubblicato sul Journal of Gerontology. Gli individui hanno mostrato una migliore autoefficacia, un miglior funzionamento percepito, maggiore forma fisica e benessere generale.

In conclusione, lo stretching regolare può migliorare il tuo benessere sia fisico che emotivo. Tra i principali vantaggi è bene ricordare:

- ✓ **Ridotta possibilità di danni:** puoi ridurre il rischio di lesioni muscolari e articolari facendo stretching regolarmente.

✓ **Migliore capacità atletica:** concentrarsi sugli allungamenti dinamici prima dell'allenamento può migliorare le prestazioni atletiche, riducendo al minimo i limiti articolari.

✓ **Aumento della gamma di movimento:** puoi aumentare la tua capacità di movimento allungando i muscoli sia in modo statico che dinamico.

✓ **Rilassamento:** molte persone scoprono che i respiri calmi e profondi necessari durante lo stretching li aiutano a sentirsi più rilassati lungo tutta la giornata.

✓ **Miglioramento posturale:** allungare il petto, la schiena, le spalle e il collo migliorerà la tua postura e aiuterà la colonna vertebrale a essere posizionata più correttamente.

✓ **Riduzione del dolore lombare e sciatico:** lo stretching regolare aiuta a ridurre il dolore, specialmente nella parte bassa della schiena e sciatico. Questo perché aumenta la flessibilità dei flessori dell'anca, dei muscoli posteriori della coscia, dei glutei e dei muscoli nella zona pelvica.

✓ **Riduce i dolori dopo l'allenamento:** allungare i muscoli dopo un allenamento faticoso li mantiene flessibili e riduce la probabilità di dolore o fastidio muscolare.

✓ **Riduce i livelli di stress:** un corretto allungamento farà sì che i tuoi muscoli mantengano meno tensione. Il tuo corpo potrebbe sentirsi costantemente teso se i tuoi muscoli sono rigidi e tesi. È molto utile fare respiri profondi durante lo stretching per consentire al tuo corpo di rilasciare lo stress.

✓ **Migliora la vita quotidiana:** se il tuo corpo può muoversi liberamente, è più facile svolgere le semplici attività quotidiane come guidare, portare la spesa in casa e chinarsi per togliere i vestiti dalla lavatrice.

✓ **Migliora la circolazione sanguigna:** allungare i muscoli aumenta la circolazione sanguigna, assicurando che i muscoli e le articolazioni ricevano tutti i nutrienti necessari.

✓ **Riduce il rischio di lesioni o cadute:** i muscoli allungati sono meno soggetti a lesioni durante i movimenti rapidi o bruschi.

TIPOLOGIE DI STRETCHING E QUANDO FARLO

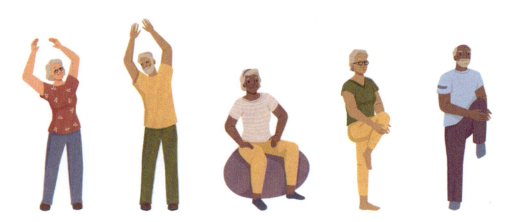

Lo stretching regolare può aumentare la gamma di movimenti del tuo corpo, ridurre lo stress e migliorare il tuo umore. Forse è il momento di fare stretching più frequentemente se non l'hai mai fatto! Esistono molti modi per allungare i muscoli e alcune variazioni sono le migliori in momenti specifici.

L'allungamento può essere suddiviso in due categorie principali:

1. ALLUNGAMENTO DINAMICO

    L'estensione attiva dell'intero range di movimento di un'articolazione o di un muscolo è nota come stretching dinamico. Questo tipo di esercizio aiuta a riscaldare e preparare i muscoli per un allenamento. Le oscillazioni delle gambe e fare dei cerchi con le braccia sono due tipici esempi di allungamenti dinamici.

2. ALLUNGAMENTO STATICO

    Gli esercizi di allungamento in cui rimani fermo per almeno 15 secondi o più sono classificati come allungamenti statici. Questa tipologia di stretching facilita il rilassamento muscolare, soprattutto dopo aver eseguito uno sforzo intenso.

YOGA: CONSIGLI PER GLI OVER 60

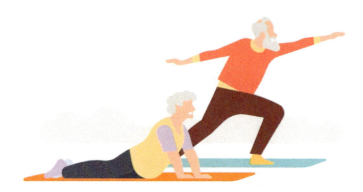

Lo yoga è un esercizio formidabile per le persone con più di sessant'anni, in quanto può aiutare moltissimo nel ritrovare la flessibilità e la mobilità perdute con il passare degli anni. Poiché può essere adattato alle esigenze del praticante, lo yoga è una meravigliosa alternativa anche per le persone con difficoltà motorie. Esiste una forma di yoga per tutti, ne sono esempio Ashtanga, Iyengar e Yin yoga con la sedia.

Lo yoga della sedia Yin viene eseguito su una sedia per migliorare la flessibilità dell'anca e del tendine del ginocchio e alleviare il disagio alla schiena. Le persone anziane con limitazioni fisiche possono beneficiare dello yoga senza dover stare sul pavimento e aggiungendo una sedia alla sessione per fornire ulteriore supporto. Le persone con più di sessant'anni che praticano lo yoga possono ottenere enormi benefici con poco sforzo.

VARIETÀ DI STRETCHING

In questo paragrafo approfondiremo alcune delle tipologie più popolari di allungamento e le loro caratteristiche.

› **ALLUNGAMENTO ATTIVO**

Lo stretching attivo è perfetto per riscaldarsi prima di un allenamento poiché aumenta il flusso sanguigno e rilassa i muscoli. L'afflusso di sangue alle regioni muscolari su cui lavorerai durante l'allenamento aumenta grazie allo stretching attivo.

Contraendo i muscoli da soli senza utilizzare alcun potere esterno, puoi allungare attivamente le aree di tuo interesse.

› **PASSIVO**

Questo metodo di allungamento dipende dall'aiuto di un compagno, di un accessorio o di un sostegno che possa permetterti di aumentare l'allungamento. In questa tipologia di esercizio non stai quindi estendendo attivamente il tuo raggio di movimento.

Questo tipo di stretching migliora passivamente la flessibilità evitando dolori muscolari e stanchezza dopo l'attività fisica. Quando stai guarendo da un infortunio o non sei in grado di allungarti da solo, gli allungamenti passivi potrebbero essere utili. Inoltre possono essere utilizzati come fase di rilassamento dopo aver terminato un allenamento.

› ### DINAMICO

Gli allungamenti di tipo dinamico promuovono la mobilità e la libertà di movimento attraverso movimenti lenti e controllati. Il movimento continuo tipico di questi esercizi può aumentare la flessibilità e alleviare la tensione presente nei muscoli e nelle articolazioni.

Per mirare ai gruppi muscolari e ai movimenti che eseguirai durante l'allenamento, puoi eseguire allungamenti dinamici come riscaldamento.

› ### BALISTICO

Gli allungamenti balistici, comuni tra gli atleti, applicano una pressione per spostare il corpo oltre il suo raggio di movimento naturale. Questi allungamenti vigorosi utilizzano movimenti di rimbalzo o a scatti ripetuti per colpire particolari gruppi muscolari.

Tuttavia, il tuo corpo non può rilassarsi completamente e rischi di allungare eccessivamente i muscoli e i tessuti connettivi. E' fondamentale usare cautela e particolare attenzione quando si eseguono questo gruppo di esercizi per ridurre il rischio di lesioni.

› ### STRETCHING ISOLATO ATTIVO

In questa tipologia di allungamento è richiesto di allungarsi fino a sentire la tensione e mantenere l'allungamento per un paio di secondi. Successivamente, è necessario eseguire un numero specifico di ripetizioni e serie.

Puoi provare ad estenderti oltre il punto di resistenza precedente ogni volta che entri in un allungamento di questo tipo. Usare le mani o una corda può essere utile, ma non devi esagerare.

› **FACILITAZIONE NEUROMUSCOLARE PROPRIOCETTIVA POTENZIATA**
Utilizzando i riflessi naturali è possibile sfruttare questo metodo di allungamento. Esso, infatti, consente ai muscoli di rilassarsi ed estendersi al loro pieno potenziale. Questi allungamenti lunghi e faticosi rilassano i muscoli e aumentano la libertà di movimento e la flessibilità. Le tecniche di stretching di questo tipo variano tra trattenere, contrarre e rilassare durante un allungamento. Questi esercizi sono generalmente eseguiti con un compagno che offre resistenza ma è preferibile eseguire questo stretching sotto la supervisione di un fisioterapista o di un esperto di fitness.

› **RILASCIO MIOFASCIALE**
Pratica questa tecnica di automassaggio per alleviare rigidità, tensione e nodi muscolari. Usa un rullo, una pallina da tennis o un bastoncino da massaggio, prendi di mira i punti problematici, noti anche come punti *trigger*. Fai scorrere lo strumento avanti e indietro sulle aree interessate per alleviare il dolore, ridurre l'infiammazione e migliorare il range di movimento.

QUANDO ESEGUIRE GLI ESERCIZI DI STRETCHING

Esistono due scuole di pensiero che possono essere utilizzate per determinare il momento ottimale per completare questi esercizi. Ovviamente il tempo di stretching consigliato sarà diverso tra le persone over 60 che non si allenano tanto e quelle che si dedicano regolarmente ad attività come jogging, camminata o altre forme di esercizio.

In linea generale, dovresti eseguire esercizi di stretching dopo l'allenamento per ottenere i migliori benefici. Il momento migliore per praticare questi allungamenti è subito dopo l'attività fisica, quando i muscoli sono ancora caldi e flessibili, soprattutto nelle persone che si esercitano con regolarità. In ogni caso è consigliabile fare jogging o camminare per almeno cinque minuti prima di fare allungamento.

Nel caso di una persona più sedentaria, lo stretching può essere fatto in quasi ogni momento della giornata. Può essere consigliabile eseguire l'allungamento al mattino o alla sera per aiutare la memoria. Anche in questo caso ricordati di dedicare qualche minuto a muoverti prima di fare stretching, così facendo ti assicurerai che i tuoi muscoli siano sciolti e riscaldati, proprio come nelle persone più attive. Tieni presente che lo stretching da solo non costituisce un riscaldamento.

Dopo lo stretching, noterai quasi istantaneamente una differenza nella tua flessibilità e libertà di movimento. Con la pratica regolare è possibile ottenere un sollievo a lungo termine dai dolori articolari e dai disturbi muscolari.

Secondo una ricerca del 2014 svolta su 20 giovani maschi adulti, il sistema nervoso parasimpatico viene attivato dallo stretching statico. Poiché il sistema nervoso parasimpatico controlla i processi di rilassamento e digestione del tuo corpo, questo potrebbe essere il motivo per cui molte persone pensano che lo stretching prima di andare a letto li aiuti a rilassarsi dopo una lunga giornata.

Dopo un lungo periodo di inattività, lo stretching può aiutare a migliorare il flusso sanguigno ai muscoli e ridurre la rigidità accumulata nel tempo. Ecco perché fare stretching dopo essersi alzati dal letto o aver trascorso molto tempo seduti può avere effetti positivi sul benessere generale.

> Senza dubbio la migliore routine di stretching per le persone over 60 è quella che incorpora allungamenti di tutto il corpo e che può essere svolta nei momenti più adatti alla specifica persona, siano essi alla mattina, alla sera, dopo o prima un allenamento.

Ci sono tantissime alternative di allungamento, quindi questo elenco non potrà mai essere considerato completo. Ma vedrai che nel corso delle pagine di questo libro ti aiuteremo a identificare le aree del tuo corpo che richiedono maggiore attenzione.

CON CHE FREQUENZA FARE ALLUNGAMENTO?

Non esiste un limite massimo alla frequenza con cui le persone anziane dovrebbero fare allungamento, a meno che non abbiano una condizione fisica che può essere peggiorata dallo stretching. Tuttavia, se stai arrivando da uno stile di vita sedentario, è meglio iniziare gradualmente con esercizi leggeri due o tre volte a settimana per circa dieci minuti ogni volta.

Puoi aggiungere allungamenti extra per incorporare più gruppi muscolari una volta che il tuo corpo si sarà abituato alla tua routine e ti senti in armonia con te stesso. Puoi anche aumentare la frequenza da 4 a 5 giorni a settimana, se non di più.

Secondo una ricerca del 2014 svolta su 20 giovani maschi adulti, il sistema nervoso parasimpatico viene attivato dallo stretching statico. Poiché il sistema nervoso parasimpatico controlla i processi di rilassamento e digestione del tuo corpo, questo potrebbe essere il motivo per cui molte persone pensano che lo stretching prima di andare a letto li aiuti a rilassarsi dopo una lunga giornata.

Dopo un lungo periodo di inattività, lo stretching può aiutare a migliorare il flusso sanguigno ai muscoli e ridurre la rigidità accumulata nel tempo. Ecco perché fare stretching dopo essersi alzati dal letto o aver trascorso molto tempo seduti può avere effetti positivi sul benessere generale.

Il miglior regime di stretching per persone oltre i sessant'anni è quello che incorpora allungamenti di tutto il corpo. Dato che le opzioni di allungamento sono moltissime, questo elenco non può essere considerato completo. Ciò nonostante, gli esercizi presenti in questo libro ti permetteranno di andare avanti nella pratica e ti aiuteranno a identificare le aree del tuo corpo che richiedono maggiore attenzione.

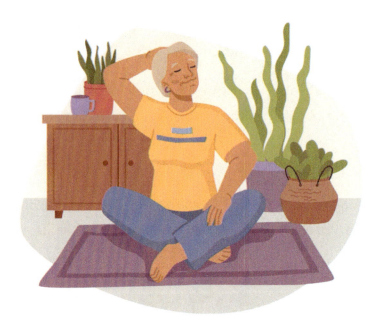

ALLUNGAMENTO PASSIVO

Come abbiamo scoperto nelle pagine precedenti, puoi allungarti passivamente rimanendo fermo per un periodo di tempo predeterminato. In questo modo il tuo corpo può rilassarsi mentre un'altra persona, un accessorio o un sostegno applicano della pressione utile per favorire l'allungamento muscolare. Puoi aiutarti anche utilizzando il pavimento o un muro.

Quando ti allunghi in modo statico, cerca di far sì che il tuo corpo sia il più lontano ed esteso possibile durante lo stretching. Così facendo potrà adattarsi alla posizione. Mantieni la posizione fino a un minuto di tempo o fino a quando raggiungerai il tuo limite o punto di tensione.

BENEFICI DELLO STRETCHING PASSIVO

Flessibilità, range di movimento e mobilità possono essere notevolmente migliorate attraverso lo stretching passivo. Inoltre, questa pratica permette di diminuire la possibilità di infortunio, migliorando le prestazioni fisiche generali. Anche le persone che non possono allungarsi da sole possono comunque trarre beneficio dall'allungamento passivo. Inoltre, lo stretching passivo può promuovere la crescita muscolare e proteggere dall'indebolimento muscolare. In alcuni casi, se svolto ogni giorno può perfino aiutare ad aumentare la massa muscolare.

Secondo alcuni studi, l'allungamento di tipo passivo può essere vantaggioso per l'inconscio o per i soggetti con difficoltà motorie, sebbene siano necessarie ulteriori ricerche per confermare le conseguenze a lungo termine.

Svolgere esercizi di allungamento passivo in modo regolare, inoltre, migliora il flusso sanguigno verso i muscoli, migliorandone la funzionalità generale. Lo stretching muscolare assistito da un bastone o da una banda elastica può essere particolarmente utile per le persone più anziane o disabili che non possono esercitarsi in modo indipendente.

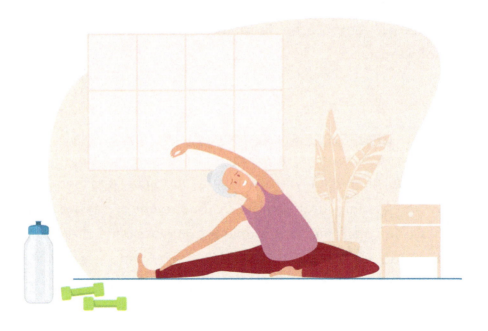

DOVE FARE ALLUNGAMENTO

Esaminiamo alcuni semplici luoghi in cui chiunque può praticare esercizi di stretching. Ricordati che non hai bisogno di attrezzature particolari o di un abbonamento a una palestra... Non avrai nemmeno bisogno di lasciare la tua stanza! Pertanto non potrai utilizzare il maltempo come scusa per restare sul divano.

NEL TUO LETTO

Fai esercizio non appena ti svegli! Contrariamente a quanto potresti credere, puoi allenarti in modo efficace restando sdraiato nel tuo letto. Non ci credi vero? Si tratta di una notizia che potrebbe essere sconosciuta a molte persone. Persino Bruce Lee è solito svolgere i suoi allenamenti mattutini a letto per caricarsi di energia e concentrazione per il nuovo giorno. Segui l'esempio di una star e inizia la giornata al meglio.

LA TUA POLTRONA

Ebbene sì: puoi allenarti mentre guardi la TV, ascolti la radio o parli con gli amici. I tuoi muscoli posteriori della coscia possono essere rafforzati grazie a semplici esercizi come, per esempio, portare le gambe verso lo schienale della sedia. Anche tenere il bracciolo mentre si stendono le braccia permette di tonificare i dorsali e la schiena. Bastano pochi movimenti per far sì che i muscoli si risveglino e diventano più forti e giovani.

LA TUA PORTA

La prossima volta che esci da una stanza o ti alzi per andare ad aprire la porta, puoi approfittarne per portare a termine un allenamento di forza! Per rinforzare e tonificare petto e tricipiti, puoi provare a spingerti contro la porta con le braccia. Per rafforzare le spalle, spingiti verso l'alto sulla parte superiore del telaio della porta.

La maggior parte delle persone over 60 ha accesso ad un letto, una sedia e una porta. E poiché sono sufficienti pochi minuti per aumentare i livelli di forza, salute ed energia, non vi sono più scuse per non darsi da fare!

I MIGLIORI ESERCIZI PER MANTENERE LA FORMA FISICA

L'attività fisica è necessaria per mantenere un buon stato di salute, soprattutto nelle persone più avanti con l'età. Eppure bisogna individuare l'esercizio giusto, poiché le persone che si esercitano in modo improprio rischiano gravi conseguenze.

Cardio, forza, flessibilità ed equilibrio sono i quattro elementi fondamentali dell'esercizio fisico e che promuovono una vita sana. Anche se non si tratta di attività fisica, un quinto fattore promuove una vita sana e vale la pena citare: si tratta di una dieta bilanciata con cibi salutari, povera di cibi confezionati e ricca di frutta e verdure a foglia verde.

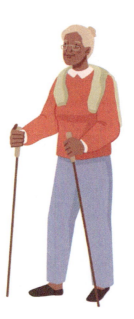

ALLENAMENTO CARDIO

Qualsiasi esercizio che aumenta la frequenza cardiaca si qualifica come allenamento cardio. Camminare, nuotare e andare in bicicletta sono tutti allenamenti che rientrano in questa categoria e possono essere estremamente utili per le persone con più di sessant'anni. È fondamentale iniziare ad impegnarsi in questo tipo di allenamento tre o più volte alla settimana.

ALLENAMENTO DELLA FORZA

Le persone over 60 dovrebbero dedicarsi anche ad allenamenti capaci di aumentare la loro forza. Le dimensioni dei nostri muscoli, infatti, iniziano gradualmente a deteriorarsi man mano che invecchiamo. Un muscolo si restringerà più rapidamente quanto meno viene utilizzato. Fare allenamento con dei pesi non troppo elevati per un paio di volte alla settimana è fondamentale per mantenere muscoli forti anche nelle persone più anziane.

L'attrezzatura necessaria per questo tipo di allenamento può essere acquistata in una varietà di negozi sportivi. I pesi in gomma sono i senza dubbio i migliori in quanto, anche se lasciati cadere o usati, è meno probabile che danneggino altri oggetti o il pavimento.

ALLENAMENTO PER LA FLESSIBILITÀ

Gli anziani dovrebbero impegnarsi in esercizi di stretching per alcuni minuti ogni giorno o a giorni alterni per assicurarsi di mantenere una buona postura e articolazioni sane. Gli esercizi di stretching sono infatti fondamentali per allenare e migliorare la flessibilità del corpo.

ALLENAMENTO PER L'EQUILIBRIO

Infine, le persone con più di sessant'anni dovrebbero svolgere una qualche forma di esercizi mirati per l'equilibrio. Questo aspetto dell'esercizio è cruciale ma spesso ignorato. Per le persone più avanti con l'età, infatti, le lesioni causate da scivolamenti o cadute sono le più comuni. La causa è da ricercare nel fatto che l'invecchiamento comporta anche la perdita del senso dell'equilibrio, rendendo le persone anziane più inclini a cadere. Gli esercizi per migliorare l'equilibrio possono aiutare a prevenire questo tipo di incidenti.

Parlare con un medico prima di iniziare qualsiasi programma di allenamento è fondamentale, soprattutto se sei una persona anziana. In questo modo potrai assicurarti che le attività sportive da te scelte siano sicure e idonee alla tua salute.

> Se desideri vivere una vita felice e sana, il mantenimento della forma fisica è importante e, soprattutto, non dovrebbe essere trascurata. Tuttavia, è necessario che l'esercizio fisico venga eseguito correttamente e contenga tutti e quattro gli elementi appena analizzati insieme.

CAPITOLO 2
LO STRETCHING PER LA PREVENZIONE DEL DOLORE

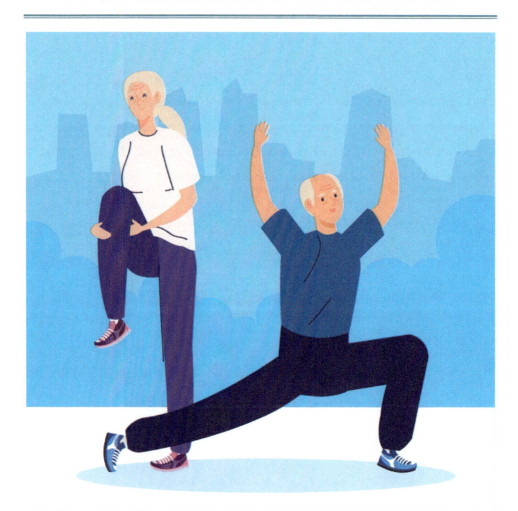

Lo stretching è un mezzo fantastico per ridurre i dolori, sciogliere i muscoli e rilassare le articolazioni con l'avanzare dell'età. Per molte persone con più di sessant'anni potrebbe essere difficile restare mobili man mano che invecchiano. Con il passare del tempo infatti i nostri corpi, come qualsiasi macchina, subiscono diversi cambiamenti che possono rendere ancora più difficile mantenersi attivi e mobili.

Tuttavia, possiamo rafforzare i nostri muscoli e le nostre articolazioni attraverso un'adeguata cura ed esercizio fisico per contrastare i cambiamenti e mantenere la forza e la flessibilità del nostro corpo. **Condurre uno stile di vita attivo significa usare i nostri muscoli per rimanere sani e mobili fino alla vecchiaia.**

Ne è un esempio il mal di schiena che può derivare da condizioni artritiche, eccesso di peso trasportato, cattiva postura e persino stress fisiologico. Ciò indica che trattare o prevenire il mal di schiena a casa può essere una buona alternativa. Inoltre, mantenere muscoli posturali forti, una colonna vertebrale flessibile e continuare a muoversi sono alcune delle migliori strategie per evitare fastidi alla schiena, soprattutto con l'avanzare dell'età. Lo stretching può realizzare tutto questo. Ovviamente prima di eseguire questi allungamenti, se soffri già di mal di schiena, consulta il tuo medico o fisioterapista.

I semplici allungamenti non solo possono aiutarti ad alleviare il disagio alla schiena a casa, ma possono anche prevenire problemi in futuro. Invecchiando, i nostri muscoli diventano più corti e meno elastici. Evitare l'attività non fa che esacerbare questi problemi, indebolendo i nostri muscoli e provocando spesso dolore. Possiamo ridurre il dolore, migliorare la postura e la libertà di movimento e mantenere una migliore qualità della vita estendendo la schiena e il torace e mantenendo mobili le articolazioni della spalla e della schiena.

STRETCHING SENZA DOLORE

Le persone avanti con l'età dovrebbero evitare allungamenti balistici e statici prolungati che potrebbero causare dolore o disagio, anche se si tratta di movimenti lenti o che aiutano a rilassare muscoli e articolazioni. Sebbene lo stretching può diventare difficile, dovrebbe essere piacevole anche sotto tensione. Se percepisci dolore, non tenere l'allungamento statico, in quanto questo sintomo indica che ti stai spingendo oltre ed è meglio fermarsi.

> Ricorda: non ti stai allungando correttamente se provi dolore durante lo stretching. Ne è un esempio il comune allungamento del tendine del ginocchio, il quale comporta il tentativo di toccare le dita dei piedi con le mani. È normale provare dolore facendolo a freddo in quanto dovresti fare questo esercizio solo dopo esserti completamente riscaldato.

COME FARE ALLUNGAMENTO SENZA DOLORE E MIGLIORARE LA FLESSIBILITÀ

La frase "No Pain, No Gain", ovvero "niente dolore, niente guadagno" deve essere rimossa dalla tua mente perché fare stretching non dovrebbe mai fare male. L'idea di fondo è di lasciare che il corpo si rilassi, si lasci andare e rilasci la tensione presente sia nel corpo che nella mente.

Esistono due tipi di dolore che sono molto diversi tra loro. Il dolore intenso è il metodo attraverso cui il tuo corpo di avverte di fermarti o di smettere di esagerare per non incorrere in lesioni. Il dolore più lieve deriva da un allenamento intenso e positivo e si manifesta attraverso una specie di rilascio piacevole simile a quello che si avverte quando si riceve un buon massaggio.

Lo stretching potrebbe risultare spiacevole se non ti riscaldi in modo adeguato o hai bisogno di modificare l'allungamento per soddisfare le tue esigenze immediate. Inizia dolcemente in ogni parte del corpo, finché non senti "scattare" lo sblocco anche nelle zone più chiuse e contratte. Non far rimbalzare i movimenti e non forzare mai nulla. È di grande aiuto aderire ad un regime di allenamento per la flessibilità personalizzato che si adatta al tuo livello attuale.

> Il consiglio d'oro per aumentare la flessibilità senza provare fastidio consiste nel respirare profondamente durante lo stretching. La strada migliore per lasciare andare sia la mente che il corpo si ottiene quando il respiro viene utilizzato correttamente e intenzionalmente, insieme agli esercizi di allungamento appropriati. In questo modo il progresso diventa piuttosto semplice da raggiungere.

Quando inizi ogni allungamento, fai un respiro profondo attraverso il naso e lascia uscire l'aria dalle labbra mentre inizi l'allungamento. Quando raggiungi quello che sembra essere un punto di arresto, continua ripetendo questa tecnica di respirazione.

Ci sono molte informazioni imprecise disponibili su questo argomento e su quanto tempo dovresti tenere ogni esercizio di allungamento. Dal momento che non esistono due persone fisicamente uguali, questo deve essere valutato alla luce del livello specifico di ogni persona. Se ti viene detto di mantenere una posizione di stretching per un minuto e provi un dolore sempre più forte, sappi che questo è rischioso e potrebbe ritorcersi contro la tua salute. Strappi e lesioni muscolari, infatti, si verificano proprio allungando i muscoli in questo modo.

Non lasciare mai che qualcuno ti spinga o ti tenga in posizione quando fai allungamento. **Presta sempre attenzione alla guida intuitiva del tuo corpo.** Se vuole continuare ad andare più in profondità, continua nell'allungamento mentre ti rilassi respirando profondamente. Se senti dolore, rilascia l'allungamento ed esegui diverse ripetizioni senza restare in posizione troppo a lungo.

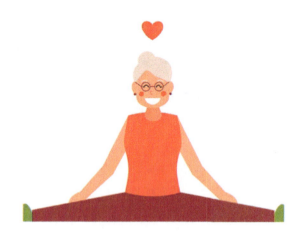

PERCHÉ MANTENERE UN ALLUNGAMENTO TROPPO A LUNGO È DANNOSO?

Il corpo si irrigidirà ancora di più e si ritrarrà in una posizione ancora più chiusa se lo costringi a mantenere un tratto doloroso, soprattutto quando il dolore si manifesta attraverso tremori e dolori acuti. In questi casi il corpo può rispondere entrando in una modalità di protezione ed è uno dei motivi più frequenti per cui si verificano incidenti e infortuni.

Per migliorare la tua flessibilità senza soffrire, tieni a mente questi semplici consigli:

- ✓ **La ripetizione fa miracoli.** Ripetere un esercizio dei allungamento più e più volte è il segreto del successo. Così facendo darai al tuo corpo il tempo di elaborare il movimento e prepararsi per resistere a maggiore stretching.
  Ogni volta che rilasci una posizione, spostati sul lato opposto e poi ricomincia. Continua ad eseguire l'allungamento finché non noti un miglioramento della mobilità.

- ✓ **Lo stretching per migliorare la flessibilità dovrebbe essere visto come un esercizio a sé stante.** Esegui gli stessi e pochi esercizi di allungamento con regolarità.
  Crea giorni e orari definiti in cui fai stretching con un programma completo di flessibilità, proprio come qualsiasi allenamento o lezione di danza.

✓ **Tratta il corpo nel suo insieme per aumentare la flessibilità senza dolore.** Dal momento che tutto è interconnesso, non dovresti allungare solamente i muscoli posteriori della coscia o fare piegamenti all'indietro per sollevare l'arco posteriore della schiena.

Lo stretching, anche quello delle aree bloccate, non deve per forza essere un'esperienza traumatica. Quando ti allunghi attentamente dalla testa ai piedi e nell'ordine corretto, ogni allungamento prepara il corpo per il movimento successivo.

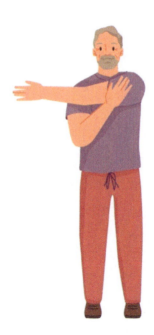

ALLUNGAMENTO CONSAPEVOLE

Quando svogli un esercizio di allungamento, è importante che tu sia consapevole del movimento e dei tuoi miglioramenti rispetto alla sessione di allenamento precedente. Di seguito trovi una serie di piccoli dettagli a cui prestare attenzione per prendere nota di difficoltà e miglioramenti.

1. Prima di iniziare visualizza nella tua mente fino a che punto vuoi spingerti nell'allungamento.

2. Fino a quando non raggiungi punto che ti sei prefissato, cronometra le tue espirazioni in modo da assicurarti di espirare continuamente.

3. Mantieni la posizione di allungamento solamente per un secondo prima di rialzarti.

4. Ripeti questo esercizio per un po' di volte, in questo modo il tuo corpo ricorderà il punto che hai raggiunto come il suo nuovo set point.

Ecco come si sviluppa la nuova memoria muscolare! È molto più semplice di quanto si creda!

COSA FARE E COSA EVITARE

Come abbiamo già ribadito più volte nelle pagine precedenti, è fondamentale prendere sempre alcune precauzioni di sicurezza per prevenire incidenti e infortuni, anche se si tratta solo di un semplice esercizio di stretching. Quindi, prima di proseguire, ecco un piccolo riassunto delle cose da tenere a mente prima di iniziare:

- ✓ Riscaldati sempre per almeno 10 minuti prima di iniziare.

- ✓ Se hai problemi di salute o ti sei sottoposto ad operazioni che hanno colpito muscoli o articolazioni, chiedi consiglio al tuo medico o al tuo fisioterapista su quali esercizi sono più adatti a te.

- ✓ Non trattenere mai il respiro quando fai allungamento o ti spingi oltre la tua zona di comfort. Evita di sforzarti troppo. Quando fai stretching devi sentire solamente una leggera tensione, mai dolore. Se senti dolore, fermati subito.

- ✓ Mantieni una buona postura. Ogni volta che fai stretching, presta molta attenzione alla tua postura. Mantieni la colonna vertebrale dritta, gli addominali attivi e le spalle in linea con i fianchi.

- ✓ Se non stai conducendo un allungamento dinamico, evita di rimbalzare o muoverti durante l'allungamento, in quanto questi movimenti possono aumentare il rischio di lesioni.

- ✓ Soprattutto all'inizio, **esercitati su una sedia, sul divano o sul letto.** Usa una sedia o un muro come supporto quando esegui esercizi in piedi.
  Può essere utile anche svolgere gli esercizi di stretching su un tappetino, così che si riducano le possibilità di scivolare o cadere.

Insomma, anche se l'invecchiamento è inevitabile, puoi comunque affrontare il cambiamento prendendoti cura del tuo corpo. Tutte le persone over 50 possono trarre tantissimi benefici dagli esercizi di stretching poiché queste attività a basso impatto possono migliorare la flessibilità, la mobilità, l'equilibrio e la coordinazione. Inoltre, gli esercizi mirati per il collo, il torace, i fianchi, i quadricipiti e l'abduzione dell'anca sono esercizi molto apprezzati ed efficaci per le persone più anziane.

Lo stretching può anche migliorare il tuo umore, la circolazione sanguigna e la qualità generale della vita. Per invecchiare in modo sano e felice, combina la routine di allenamento ad una dieta sana e sufficiente sonno.

CAPITOLO 3
LO STRETCHING PER LA POSTURA

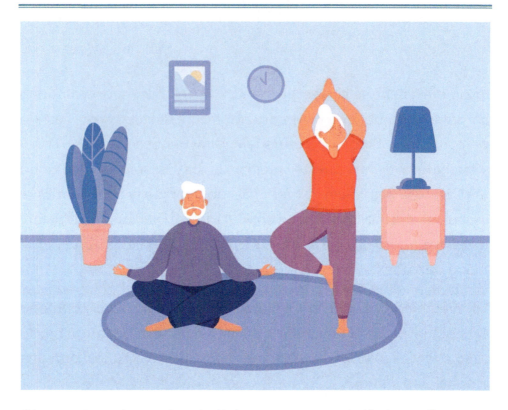

Che tu sia seduto o in piedi, la tua postura si riferisce alle curve della colonna vertebrale e all'attivazione dei muscoli sono attivi. I muscoli e la colonna vertebrale, infatti, devono cooperare affinché tu sia correttamente allineato.

La postura moderna, o la sua mancanza, contribuisce in modo significativo al dolore quotidiano della schiena e del collo che molte persone sopportano. Purtroppo trascorrere ore al computer con il bacino inclinato, le spalle chiuse e la testa inclinata in avanti è una realtà vissuta da molti di noi.

Ma perché soffrire? Puoi combattere gli squilibri che una cattiva postura causa nel corpo. Mantenere posizioni errate fa sì che alcuni muscoli siano più accorciati e tesi, mentre altri finiscono per allungarsi e diventare più deboli.

> I nostri corpi si indeboliscono e si deteriorano nel tempo, facendo insorgere dolore. Questi fastidi, protratti nel tempo, portano i muscoli e i tendini del corpo a non funzionare bene. In questo stato di debolezza, diventa quindi necessario uno sforzo maggiore per mantenere una postura eretta.

La verità è che la postura, buona o cattiva, può influire direttamente sulla tua salute generale. Esaminiamo insieme quali sono le ragioni che si celano dietro ad una cattiva postura, i vantaggi di una buona postura e le conseguenze sulla tua salute.

QUALI SONO LE CAUSE DI UNA CATTIVA POSTURA?

Tra le cause della cattiva postura rientrano:

- Movimenti ripetuti in modo errato
- Muscoli poco forti
- Lesioni causate da malattie ereditarie o postazioni di lavoro configurate in modo improprio
- Lunghi periodi di tempo trascorsi a fissare telefoni, pc o tablet, oppure portare borse pesanti (soprattutto a tracolla)
- Peso corporeo eccessivo

I VANTAGGI DI UNA POSTURA CORRETTA

Anche se può sembrare strano, il modo in cui ti siedi e stai in piedi può influire direttamente sulla tua salute. Tra i vantaggi osservabili di una corretta postura rientrano:

✓ **Umore**
   Tenere una corretta postura aumenta la tua autostima e la salute mentale.

✓ **Salute muscolare, articolare e ossea**
   Quando hai una buona postura le tue ossa e i tuoi muscoli sono perfettamente allineati e lavorano insieme, riducendo lo stress sul tuo corpo.

✓ **Migliore respirazione**
   È più semplice fare respiri profondi quando si è seduti o in piedi in modo corretto, questo perché il diaframma non è sottoposto ad eccessiva pressione.

✓ **Minori episodi di mal di testa**
   Il mal di testa può essere causato dallo stress a cui la spalla o il collo sono sottoposti a causa di una postura errata, situazione che può essere ridotta correggendo quest'ultima.

✓ **Migliore salute dei muscoli di schiena e addome**
   Avere una buona postura fa lavorare i muscoli addominali, quelli della schiena e quelli del torace. Di conseguenza, la tua stabilità e il tuo equilibrio possono migliorare grazie allo sviluppo della forza di questi muscoli.

✓ **Maggiore flessibilità**

È possibile avere a disposizione una maggiore libertà di movimento attraverso il miglioramento dell'equilibrio muscolare determinato da una buona postura.

✓ **Minore probabilità di lesioni**

I guadagni in termini di forza e flessibilità rendono più semplice l'utilizzo di tecniche di sollevamento sicure e salde, riducendo il rischio di lesioni.

✓ **Meno stanchezza generale**

Una postura corretta aiuta il corpo a muoversi più agevolmente riducendo gli squilibri muscolari e lo stress generale.

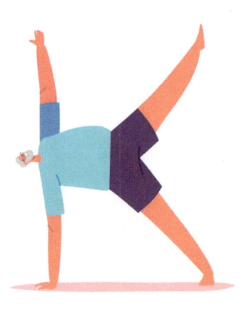

LE CONSEGUENZE SULLA SALUTE DI UNA CATTIVA POSTURA

Siamo tutti colpevoli che, di tanto in tanto, ci lasciamo andare ad una postura terribile. Può accadere quando arriviamo sfiniti al termine di una lunga giornata, dopo una faticosa sessione di allenamento in palestra, o dopo essere stati seduti a lungo ad una scrivania o aver passato una notte insonne.

La cattiva postura diventa piuttosto evidente quando ci rendiamo conto di non utilizzare tutti i nostri muscoli per stare in piedi o seduti dritti, quando le nostre spalle sono arrotondate o quando il nostro collo non è ben dritto.

Tra le principali conseguenze derivanti da una cattiva postura, le più comuni sono le seguenti:

- Dolore alle spalle, alla schiena e al collo, insieme ad una maggiore possibilità di lesioni in questa zona.

- Rigidità muscolare e ridotta flessibilità.

- Incontinenza da stress, causata da una maggiore pressione sull'addome. Questa condizione può causare anche bruciore di stomaco o rallentare la digestione, spingendo gli acidi dello stomaco nella direzione sbagliata.

LINEE GUIDA PER UNA BUONA POSTURA

Più a lungo manteniamo una cattiva postura, più diventa difficile migliorarla. Tuttavia, ci sono delle strategie che possono essere messe in pratica per modificare la posizione quando siamo seduti o in piedi.

Di seguito alcune semplici strategie per migliorare la postura:

- ✓ Sii consapevole della tua postura durante le attività quotidiane, come guardare la televisione, lavare i piatti o camminare.

- ✓ Rimani attivo. Qualsiasi tipo di esercizio può aiutare a migliorare la postura, ma alcuni come lo yoga possono essere particolarmente utili.

- ✓ Mantieni un peso sano. Il peso eccessivo può indebolire i muscoli addominali, causare problemi al bacino e alla colonna vertebrale e contribuire alla lombalgia.

- ✓ Indossa scarpe comode e con tacco basso. I tacchi alti, ad esempio, possono farti perdere l'equilibrio e costringerti a camminare in modo diverso. Questo porta più stress ai muscoli e danneggia la postura.

- ✓ Assicurati che le superfici di lavoro siano a un'altezza comoda, sia che tu sia seduto davanti a un computer, che prepari la cena o mangi un pasto.

COME MIGLIORARE LA POSTURA DA SEDUTO?

Molte persone trascorrono diverso tempo sedute: al lavoro, a scuola o a casa. È quindi importante sedersi correttamente e fare pause frequenti. Se vuoi migliorare la tua postura, ricorda questi consigli:

✓ Cambia spesso la posizione seduta.

✓ Fai brevi passeggiate, sia che tu sia in ufficio o a casa.

✓ Di tanto in tanto, allunga delicatamente i muscoli per alleviare la tensione muscolare.

✓ Non incrociare le gambe ma tieni i piedi sul pavimento, con le caviglie davanti alle ginocchia.

✓ Assicurati che i tuoi piedi tocchino il pavimento o, se non è possibile, usa un poggiapiedi.

✓ Rilassa le spalle: non dovrebbero essere arrotondate o chiuse.

✓ Tieni i gomiti vicino al corpo. Dovrebbero essere piegati tra 90 e 120 gradi.

✓ La schiena deve essere completamente supportata. Puoi anche usare un cuscino per la schiena o un altro supporto.

COME MIGLIORARE LA POSTURA IN PIEDI?

Se desideri migliorare la tua postura anche quando sei in piedi, cerca di essere consapevole del tuo corpo e, di tanto in tanto, ricordati i seguenti consigli:

- ✓ Stai ben dritto e rivolto verso l'alto.

- ✓ Tieni le spalle all'indietro, senza contrarle.

- ✓ Tira dentro lo stomaco, mantenendo attivi gli addominali.

- ✓ Distribuisci il tuo peso corporeo principalmente sulle punte dei piedi.

- ✓ Mantieni la testa e il collo in posizione neutra.

- ✓ Lascia che le tue braccia pendano naturalmente lungo i fianchi.

- ✓ Tieni i piedi alla larghezza delle spalle.

ADATTARE L'ALLUNGAMENTO ALLE LIMITAZIONI FISICHE

Ricorda che puoi allenarti anche se hai una mobilità limitata. Non è necessario essere estremamente mobili per raccogliere i frutti dello stretching per la tua salute. Esistono molti modi per sfruttare l'esercizio fisico per migliorare il tuo umore, combattere la depressione, alleviare lo stress e l'ansia, aumentare la tua autostima e ampliare la tua visione della vita, anche se una malattia, un incidente o problemi di peso hanno limitato la tua mobilità.

L'esercizio fa sì che il tuo corpo crei endorfine, le quali migliorano l'umore, riducono lo stress, aumentano l'autostima e promuovono il benessere. Se ti alleni spesso ma al momento non sei in grado di farlo a causa di un infortunio, probabilmente hai notato che il tuo umore e i tuoi livelli di energia sono diminuiti. Questo ha un chiaro senso, dato che l'attività fisica ha un profondo impatto sull'umore ed è efficace nel trattamento della depressione da lieve a moderata quanto i farmaci antidepressivi. Tuttavia, essere infortunati non significa per forza che il benessere mentale ed emotivo scemerà. In ogni caso la maggior parte degli infortuni richiede di rivalutare il regime di allenamento con la guida del medico o del fisioterapista e alcuni soggetti guariscono meglio con il riposo completo.

Potresti credere che i tuoi problemi di salute ti rendano impossibile allenarti in modo efficace se hai una disabilità, un grave problema di peso, un disturbo respiratorio cronico, diabete, artrite o un'altra malattia cronica. Un altro scenario è dato dal fatto è che ti sei indebolito con l'età e sei riluttante a fare esercizio perché temi di cadere o di farti male.

La verità è che ci sono molti metodi per superare queste sfide di mobilità e goderti i benefici fisici, mentali ed emotivi dell'esercizio fisico, indipendentemente dalla tua età, dalla tua condizione fisica attuale e se ti sei esercitato in passato o meno.

QUALI FORME DI ESERCIZIO PUO' SVOLGERE UNA PERSONA CON MOBILITA' LIMITATA?

È fondamentale tenere presente che tutte le forme di esercizio sono benefiche per la salute. Coloro che hanno problemi di mobilità troveranno alcune forme di esercizio più facili di altre ma, indipendentemente dalle tue condizioni fisiche, dovresti provare a includere i seguenti tre tipi di attività sportiva nelle tue routine:

- ✓ **Aumenta la frequenza cardiaca e la resistenza attraverso l'allenamento cardiovascolare.**
  Camminare, correre, andare in bicicletta, ballare, giocare a tennis, nuotare e fare aerobica in acqua sono solo alcuni esempi. L'esercizio in acqua è ottimo per molte persone che hanno problemi di mobilità poiché sostiene il corpo e riduce la possibilità di dolori muscolari o articolari. L'esercizio cardiovascolare è realizzabile anche se sei limitato a una sedia a rotelle.

- ✓ **Utilizza i pesi o altre forme di resistenza.**
  L'allenamento della forza aiuta ad aumentare la massa ossea e muscolare, l'equilibrio e a prevenire le cadute. La tua attenzione dovrà concentrarsi sul rafforzamento della parte superiore del corpo se hai una mobilità limitata nelle

gambe. Allo stesso modo, la tua enfasi sarà maggiore sul rafforzamento della parte superiore e degli addominali se, ad esempio, hai un problema alla spalla.

✓ **Fai esercizi per la flessibilità.**

Questo tipo di attività ti aiuta ad aumentare il raggio di movimento, evitare lesioni e alleviare il dolore e la rigidità. Yoga e allungamento potrebbero essere tra questi. Per arrestare o ritardare un'ulteriore atrofia muscolare, gli esercizi per la flessibilità e gli allungamenti possono esserti utili, anche se hai un movimento limitato delle gambe.

> In caso di mobilità limitata, malattia o problemi di peso, è essenziale cercare l'approvazione del medico. Scopri quali attività sono le migliori per le tue condizioni mediche o per i problemi di mobilità consultando il tuo medico, fisioterapista o altro operatore sanitario.

CAPITOLO 4
GLI ESERCIZI

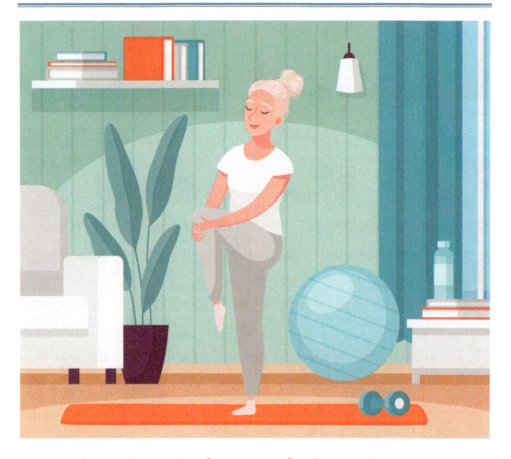

Lo stretching e l'esercizio fisico sono fondamentali per mantenere la mobilità articolare e la forza muscolare, soprattutto con l'avanzare dell'età.

In questo capitolo analizzeremo alcuni dei più importanti esercizi che potrai inserire nella tua routine di allungamento per migliorare la tua flessibilità e il benessere generale.

ALLUNGAMENTO DEL COLLO

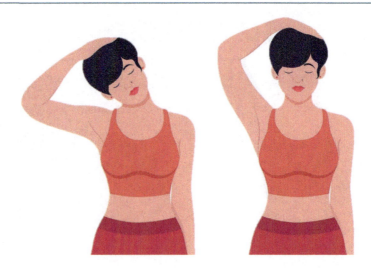

Mantenere la mobilità del collo è fondamentale per la postura e attività quotidiane come la guida. Puoi allungare il collo sia da una posizione che seduta che da in piedi.

Iniziamo:

1. Se vuoi, siediti su una sedia. Porta indietro le spalle, tieni i piedi appoggiati a terra e tieni lo sguardo rivolto in avanti.
2. Metti la mano sinistra sul lato sinistro della coscia. In alternativa, aggrappati alla sedia.
3. Usa la mano destra per coprire il lato sinistro della testa.
4. Allunga il collo piegandolo verso destra e applicando una leggera pressione con la mano destra.
5. Non inclinare la testa o piegare il mento, mantieni il collo dritto.
6. Tieni la posizione per massimo 30 secondi, rilassanti e cambia lato.
7. Ripeti l'operazione fino a quando lo ritieni necessario.

ALLUNGAMENTO DEL BRACCIO

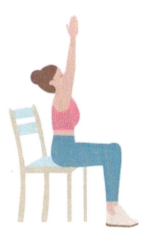

Questa è un ottimo esercizio per rafforzare le braccia e le spalle. Può essere svolto in posizione seduta.

Iniziamo:

1. Siediti su una sedia o sul bordo del letto, cercando di rilassare le braccia, il collo e le spalle.
2. Allunga il braccio sinistro sopra di te in direzione del cielo e mantieni questa posizione per alcuni secondi, quindi scambia le braccia.
3. Puoi ripetere questo esercizio più volte durante la giornata quando desideri sciogliere i muscoli delle braccia.

ALLUNGAMENTO DEI TRICIPITI

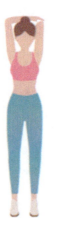 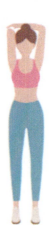

L'allungamento del tricipite coinvolge la parte superiore del corpo e ha come obbiettivo quello di allungare la parte posteriore delle braccia, inoltre è efficace per aumentare la mobilità della spalla. Questo esercizio può essere eseguito sia in piedi che da seduti. Assicurati solo di essere seduto con la schiena dritta e di sostenere la schiena con una sedia.

Iniziamo:

1. Metti i piedi alla larghezza dei fianchi e mantieniti dritto.
2. Alza il braccio destro dietro la testa mentre sollevi entrambe le braccia sopra la testa.
3. Successivamente, posiziona la mano sinistra sul gomito destro e tirala lentamente verso la schiena fino a quando non senti che la parte superiore del braccio si estende.
4. Ripeti questo esercizio con il braccio sinistro, tenendolo per 10-30 secondi. Infine, riporta le braccia nella posizione iniziale.

ALLUNGAMENTO DEI BICIPITI

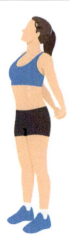

Grazie a questo allungamento è possibile rafforzare le spalle, i bicipiti e i muscoli del torace.

Iniziamo:

1. Portati in una posizione eretta e metti le mani dietro la schiena, alla base della colonna vertebrale.
2. Raddrizza le braccia mentre giri le mani in modo che entrambi i palmi siano rivolti verso il basso. Incrocia le dita delle mani e fai una leggera pressione.
3. Quando i muscoli delle spalle e i bicipiti iniziano ad essere tesi, alza le braccia più in alto che puoi.
4. Mantieni questo allungamento per massimo 30 secondi. Ripeti l'esercizio altre due o tre volte.

ALLUNGAMENTO DI SPALLE E COLLO

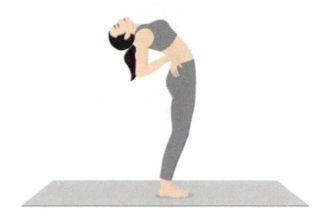

Man mano che invecchiamo, la parte superiore e la parte centrale della schiena iniziano a curvarsi in avanti. Questo può indurre tensione nei muscoli della schiena e contribuire ad una sensazione di fastidio che spesso associamo all'invecchiamento. Questo facile esercizio può aiutare nel rilasciare questa tensione. Si tratta di un allungamento efficace per riabilitare le spalle dopo aver passato molto tempo al computer o seduti in quanto sollecita i pettorali, i muscoli anteriori del collo e gli estensori spinali.

Iniziamo:

1. Partendo da una posizione seduta e con i piedi appoggiati al pavimento, porta le mani sulla parte bassa della schiena. Avvolgi i pollici attorno ai fianchi in direzione della parte anteriore del corpo.
2. Inspira e premi con decisione le mani nella parte bassa della schiena e nei fianchi.
3. Inclina delicatamente la testa verso il soffitto. Inarca leggermente la colonna vertebrale e guida il movimento

con la testa mentre espiri. La colonna vertebrale superiore e media dovrebbe piegarsi durante questo movimento.
4. Fai cinque respiri profondi mantenendo la posizione incurvata della schiena.
5. Ritorna lentamente e delicatamente alla posizione di partenza. Puoi ripetere l'esercizio altre tre o quattro volte.

ALLUNGAMENTO DEL TORACE

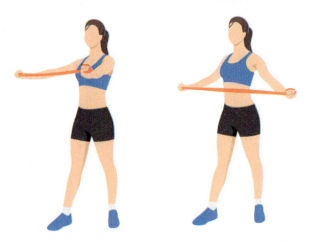

I muscoli del torace sviluppano spesso tensione a causa di una cattiva postura. Lo stretching aiuta ad allungare questi muscoli e migliorare la postura. Puoi svolgere questo esercizio in posizione eretta, sdraiata o seduta.

Iniziamo:

1. Sdraiati comodamente sul letto o siediti su una sedia. In alternativa posizionati in posizione eretta e con la schiena dritta.
2. Afferra una banda elastica e distendi le braccia davanti a te, tenendole alla larghezza delle spalle.
3. Allunga i muscoli del torace, cercando di allargare il più possibile le braccia.
4. Ritorna alla posizione di partenza dopo aver mantenuto la posizione per almeno 5 secondi. Durante ogni momento dell'esercizio, mantieni la tua normale respirazione.
5. Ripeti il movimento tra le dieci e le quindici volte.

ALLUNGAMENTO TRA LA PORTA

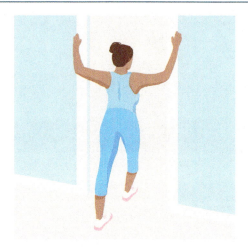

Per svolgere questo esercizio è necessario il supporto di una porta. L'allungamento in questo caso si focalizza sulle spalle e sul petto, è quindi importante che sia incluso nella routine di persone con fastidi a queste zone del corpo. Deve essere seguito in piedi.

Iniziamo:

1. Rivolgi i palmi delle mani in avanti e piega i gomiti formando un angolo di 90 gradi. Appoggia saldamente i palmi delle mani contro lo stipite della porta.
2. Allungando le spalle e il petto, avanza con il piede sinistro per creare una leggera tensione nella zona superiore del corpo.
3. Trattieni la posizione per massimo un minuto.
4. Ritorna nella posizione iniziale e ripeti l'esercizio portando avanti il piede opposto.
5. Puoi ripetere l'esercizio due o tre volte per ambo i lati.

ALLUNGAMENTO DELLA SPALLA

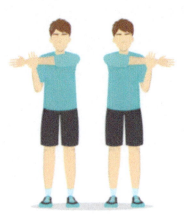

Grazie a questo esercizio puoi migliorare l'apertura dell'articolazione della spalla e ridurre il dolore muscolare.

Iniziamo:

1. Posizionati con il busto il più dritto possibile, sia che tu sia in piedi o seduto.
2. Con la mano opposta rispetto alla spalla che vuoi allungare, afferra il braccio e trascinalo lentamente e delicatamente sul petto finché non sentirai la spalla allungarsi. Assicurati di mantenere il gomito sotto l'altezza delle spalle durante lo stretching.
3. Mantieni questa posizione per dieci o trenta secondi, poi passa al braccio opposto.

ALLUNGAMENTO DELLE SCAPOLE

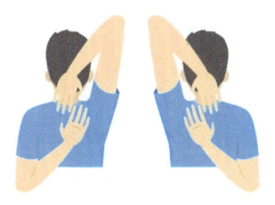

La mobilità delle spalle è fondamentale per mantenere l'indipendenza in semplici compiti come vestirsi o raggiungere uno scaffale. Per questo esercizio è possibile utilizzare una banda elastica o un asciugamano. Puoi svolgere l'allungamento sia in piedi che in posizione seduta.

Iniziamo:

1. Rivolgi le spalle indietro, se lo desideri puoi sederti. Tieni i piedi ben saldi a terra e rivolgi lo sguardo in avanti.
2. Alza il tuo braccio destro verso l'alto e piegalo, portando la mano al centro della parte superiore della tua schiena. Se vuoi, puoi utilizzare una banda elastica.
3. Porta il braccio sinistro lungo il fianco e piega il gomito, cercando di raggiungere la mano destra. Se non riesci a raggiungerla, afferra la banda elastica.
4. Mantieni la posizione di allungamento per almeno 10 secondi, respirando profondamente.
5. Ritorna alla posizione iniziale e ripeti l'operazione anche dall'altro lato. Puoi ripetere l'esercizio più volte per ogni lato.

AUTO-ABBRACCIO

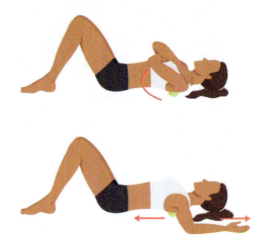

Si tratta di un esercizio utile per allungare i muscoli della parte superiore della schiena e della spalla posteriore. Questo esercizio può essere svolto sia in posizione eretta che sdraiata. Puoi anche usare una pallina massaggiante.

Iniziamo:

1. Posizionati in piedi con la schiena dritta o sdraiati nel letto. Allunga le braccia di lato all'altezza delle spalle per qualche secondo.
2. Rilascia la tensione e fai oscillare le braccia di lato, permettendo al petto di espandersi.
3. Infine fai come se cercassi di darti un grande abbraccio, incrociando entrambe le braccia sull'altro lato del corpo. Cerca di afferrare la parte posteriore delle spalle, circondale e stringi per almeno cinque secondi.
4. Ritorna alla posizione iniziale e ripeti l'esercizio per altre 10-15 volte, cercando di allungare le spalle sempre di più.

POSIZIONE DEL CACTUS

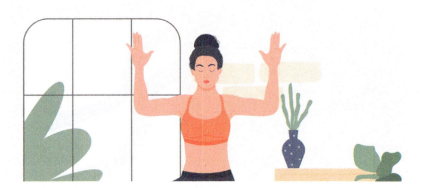

La posizione del cactus è un semplice esercizio statico che può rafforzare braccia, spalle, schiena e colonna vertebrale e ridurre il rischio di forti dolori alla schiena. Puoi svolgere questo esercizio in piedi o seduto.

Iniziamo:

1. Ritrai l'ombelico verso la colonna vertebrale e attiva gli addominali.
2. Inspira portando le braccia verso l'alto e incrociando i polsi davanti a te.
3. Allarga le dita e, mentre espiri, piega i gomiti formando un angolo di 90 gradi con il mento parallelo al pavimento. Concentrati sul sentire il petto espandersi mentre allo stesso tempo stringi le scapole.
4. Inspira alzando le braccia e riportale nella posizione iniziale mentre espiri.
5. Mantieni la posizione per 30-60 secondi mentre continui ad avvicinare l'ombelico alla colonna vertebrale e stringi le scapole. Respira in modo costante facendo almeno cinque o più respiri.

6. Se non provi dolore al polso, puoi muovere le dita all'indietro e osservare come si sente la parte superiore delle braccia.
7. Porta le braccia lungo i fianchi per uscire da questa posizione. Concludi abbracciandoti per allentare la tensione nelle spalle.

Controindicazioni e precauzioni:

Sebbene si tratti di un esercizio utilissimo, ci sono alcune fondamentali precauzioni di sicurezza da tenere presente quando si esegue questo esercizio.

La posizione del cactus non dovrebbe essere svolta dalle persone che soffrono di mal di testa. Inoltre, chi soffre di disturbi acuti al collo o alle spalle dovrebbe esercitarsi gradualmente o può optare per una diversa postura del braccio.

ALLUNGAMENTO DELLA SCHIENA

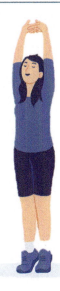

Puoi raddrizzare la colonna vertebrale sia quando sei in piedi che quando sei seduto. È un ottimo esercizio con cui iniziare la giornata e preparare la schiena ai primi movimenti.

Iniziamo:

1. Intreccia le dita delle mani con i palmi rivolti verso il basso.
2. Inspira profondamente mentre estendi le braccia sopra la testa, girando i palmi in avanti verso il soffitto.
3. Trattieni la posizione di estensione fino a 30 secondi, ricordati di espirare profondamente.
4. Inspira mentre torni al punto di partenza. Puoi ripetere l'esercizio più volte.

ALLUNGAMENTO DELLA PARTE SUPERIORE DELLA SCHIENA

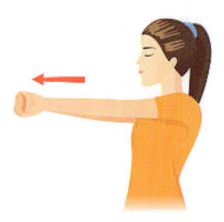

Questo esercizio rafforza i muscoli della schiena ed è utile in caso di problemi alla schiena e migliorare la salute della colonna vertebrale e delle spalle. Puoi svolgere questo esercizio in posizione dritta o da seduto.

Iniziamo:

1. Allunga le braccia in avanti e intreccia le dita. Non appena senti i muscoli della schiena che si allungano, abbassa la testa e avvicina il mento al petto.
2. Concentrati sull'allontanare le scapole, mentre spingi attraverso le mani che si trovano nella direzione opposta. Crea una leggera tensione che scorre dalla schiena alle mani.
3. Mantieni la posizione per un massimo di 30 secondi. Puoi ripetere l'esercizio più volte.

GATTO-MUCCA SEDUTO

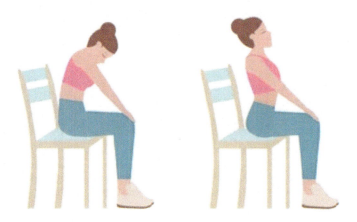

L'artrosi e la degenerazione spinale diventano significativamente più diffuse con l'avanzare dell'età. Spesso si avverte disagio nella parte bassa della schiena, al punto che alcuni di noi si trovano a stare con il "bacino piatto" a causa della cattiva postura. Questo esercizio permette di conservare la salute della colonna vertebrale.

Iniziamo:

1. Metti le mani sulle ginocchia con le dita rivolte verso l'interno e il palmo delle mani all'esterno delle gambe, mantenendo i piedi ben saldi a terra e le ginocchia a un angolo di 90 gradi.
2. Espira premendo le mani sul pavimento e inarcando completamente la schiena. Dovresti sentire come se stessi spingendo il sedere indietro mentre guardi il cielo.
3. Ruota le spalle in avanti mentre inspiri di nuovo, porta l'ombelico verso la colonna vertebrale, infila il mento nel petto e spingi con le mani verso le ginocchia.
4. Inverti il movimento alla successiva espirazione tirando il petto attraverso le braccia, inarcando ancora una volta la

colonna vertebrale e premendo sulle gambe anziché sulle ginocchia.
5. Svolgi l'esercizio da tre a cinque volte in modo delicato e mentre inspiri ed espiri.

GATTO-MUCCA A GATTONI

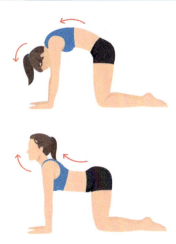

Questo esercizio rappresenta una variante di quello presentato nella pagina precedente e si concentra sui muscoli della schiena.

Iniziamo:

1. Inizia mettendoti a quattro zampe e mantenendo la colonna vertebrale neutra e rilassata.
2. Inspira spingendo il petto verso l'alto e lasciando cadere la pancia verso il pavimento.
3. Espira alzando la testa e lasciando cadere le spalle. Mentre incurvi la colonna vertebrale, piega il coccige e premi l'osso pubico in avanti. Continua lasciando che la testa si pieghi verso il pavimento.
4. Se possibile, continua il movimento seguendo il tuo respiro per almeno un minuto.

ALLUNAMENTO LATERALE DELLA SCHIENA

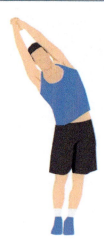

Questo esercizio di allungamento laterale può aiutare a rilassare le spalle, la schiena e i muscoli addominali. Inoltre, permette di migliorare la postura e alleviare la tensione della zona. Questo esercizio può essere eseguito stando in piedi o seduti.

Iniziamo:

1. Allunga le braccia sopra la testa mentre intrecci le dita. Se non riesci ad intrecciarle afferra semplicemente il polso di una mano con l'altra.
2. Concentrati sul mantenere la schiena dritta e il busto disteso. Evita di curvarti in avanti spostando dolcemente le spalle all'indietro.
3. Inclinati lentamente verso destra e mantieni la posizione per un massimo di 30 secondi.
4. Torna al centro e ripeti l'esercizio sul lato sinistro.

ALLUNGAMENTO LATERALE PROFONDO

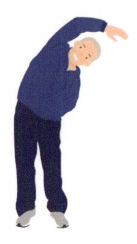

Si tratta di una variazione dell'esercizio di allungamento laterale della schiena. In questo caso lo stretching è più profondo da entrambi i lati ed è utile in caso di fastidi alla schiena e alle spalle. Anche in questo caso l'esercizi può essere svolto in posizione eretta o seduta.

Iniziamo:

1. Tenendo la schiena dritta, alza il braccio destro sopra la testa (stesso movimento della pagina precedente ma allungandoti con solamente con un braccio).
2. Inclinati verso sinistra, cercando di raggiungere il tuo punto di massimo allungamento. Ricordati di fermarti se senti dolore.
3. Trattieni la posizione per un massimo di 30 secondi.
4. Ripeti l'esercizio sul lato opposto del corpo.

ALLUNGAMENTO LATERALE SEDUTO

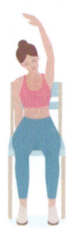 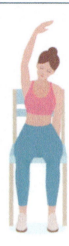

Un ottimo e semplice esercizio per rilassare lo stomaco, la schiena e le spalle.

Iniziamo:

1. Siediti su una sedia con i piedi alla larghezza delle spalle, estendi le braccia sopra la testa e, se lo desideri, intreccia le dita delle mani.
2. Inclinati leggermente a sinistra mantenendo il busto allungato. Mantieni la posizione per circa 10-30 secondi prima di tornare al centro.
3. Ripeti l'esercizio sul lato destro. Ritorna al centro e allunga nuovamente entrambe le parti del corpo.

ROTAZIONE DEL TRONCO

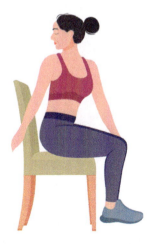

Questo esercizio aiuta a rafforzare e ridurre i fastidi alla schiena, aumentando il flusso sanguigno nella parte inferiore e rendendolo più efficiente durante movimenti quotidiani come piegarsi o torcersi. È consigliabile svolgere questo esercizio in una posizione seduta.

Iniziamo:

1. Siediti su una sedia, con il busto dritto e le spalle aperte. Parti con lo sguardo rivolto in avanti.
2. Lentamente, ruota la testa verso destra mentre cerchi di impedire alla parte inferiore del busto di ruotare.
3. Trattieni la posizione per un massimo di 30 secondi e ricordati di respirare durante l'allungamento.
4. Ripeti l'esercizio sull'altro lato.

SCIOGLIERE I FIANCHI

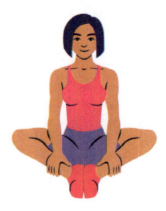

Questo esercizio è utile per sciogliere e rafforzare le anche e la parte inferiore della schiena. Può essere svolto ogni volta che senti la necessità di risvegliare la muscolatura di questa zona del corpo.

Iniziamo:

1. Siediti sul divano, per terra o sul letto, con le ginocchia piegate e le piante dei piedi premute l'una contro l'altra.
2. Da solo o con l'aiuto di un'altra persona, fai una leggera pressione nella parte inferiore delle cosce.
3. Spingi le gambe contro questa resistenza per circa 10-30 secondi, mantenendo la schiena dritta.
4. Prenditi qualche secondo per rilassarti e ripeti l'esercizio per altre tre o quattro volte.

FLESSIBILITA' DELL'ANCA

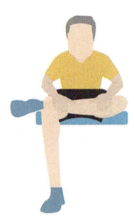

Questo allungamento si concentra sul muscolo piriforme, che ha origine dalla base spinale fino al femore. Questo muscolo può influenzare il raggio di movimento di glutei, gambe, schiena e fianchi. Questo esercizio deve essere svolto in posizione seduta.

Iniziamo:

1. Siediti sul pavimento con le gambe distese davanti a te. In alternativa puoi sederti su una sedia.
2. Mantenendo la gamba destra a terra, solleva la gamba sinistra in modo tale che la caviglia sinistra poggi sul ginocchio destro.
3. Finché non senti i glutei allungarsi, inclinati in avanti e inarca delicatamente la schiena. Mantieni questo allungamento per 30 secondi con la gamba destra sul ginocchio sinistro, prima di ripetere dal lato opposto.
4. Ripeti altre tre o quattro volte alternando le gambe.

MOBILITÀ DI ANCA E GINOCCHIO

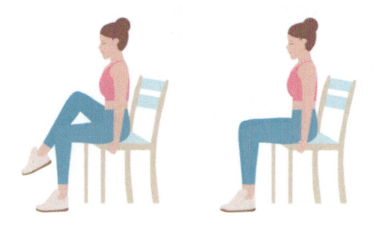

Questo allungamento coinvolge la parte inferiore del corpo e rappresenta un allenamento importante per le persone con più di 60 anni. Esso aumenta la flessibilità della parte bassa della schiena migliorando la mobilità dell'anca e del ginocchio. Questo esercizio deve essere svolto in posizione seduta.

Iniziamo:

1. Riscalda le gambe facendo una breve passeggiata per ammorbidirle un po'.
2. Siediti sulla sedia e, con l'aiuto della mano destra, porta lentamente il ginocchio destro verso il petto.
3. Mantieni questa posizione per 10-30 secondi una volta che inizi a sentire lo stretching.
4. Rilascia la tensione e riporta la gamba a terra.
5. Ripeti questo esercizio con l'altra gamba. Puoi rifare l'esercizio tre o quattro volte per ogni lato.

CIRCONDUZIONI DEI FIANCHI

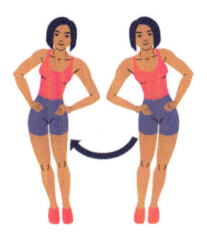

I nostri muscoli dell'anca iniziano naturalmente a contrarsi quando diventiamo vecchi, questo può avere un impatto enorme sulla nostra mobilità. Ecco perché è così importante far sì che i fianchi restino flessibili ad ogni età. Inoltre, anche forti migliorano l'equilibrio e riducono il rischio di caduta. Questo esercizio deve essere svolto in posizione seduta.

Iniziamo:

1. Mettiti in posizione eretta e con i piedi uniti e ben saldi a terra. Porta le mani sui fianchi.
2. Immagina di avere un hula-hoop in vita. Fai cinque circonduzioni con l'anca verso destra, seguiti da altre cinque circonduzioni verso sinistra.
3. Durante il movimento ricordati di tenere le spalle ferme, lo stomaco in dentro e il busto contratto. Il lavoro deve essere tutto a carico dei fianchi.
4. Ripeti l'esercizio per il tempo che desideri.

ALLUNGAMENTO DEL GINOCCHIO

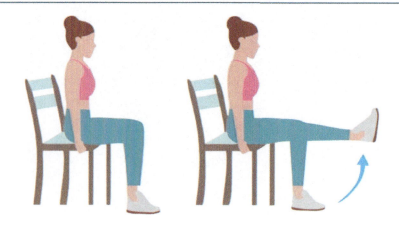

Per tutta la vita, le nostre ginocchia sopportano molto stress. In genere perdono flessibilità e libertà di movimento con l'età, proprio come qualsiasi articolazione. Per mantenere l'indipendenza, queste funzioni devono essere mantenute. Ecco perché includere negli esercizi di stretching esercizi per il ginocchio è importante. Questo esercizio può essere svolto in posizione seduta.

Iniziamo:

1. Siediti su una sedia con la schiena ben dritta, i piedi appoggiati sul pavimento e le spalle rivolte all'indietro.
2. Tenendo il piede destro con un angolo di 90 gradi rispetto alla gamba, estendi la gamba destra fino a raggiungere l'altezza del ginocchio. Punta le dita dei piedi verso l'alto, non in avanti.
3. Mantieni questa posizione per massimo 30 secondi, mentre fletti i muscoli anteriori della coscia.
4. Ritorna nella posizione iniziale e ripeti l'esercizio con la gamba sinistra. Puoi ripetere il movimento fino a 10 volte per gamba.

ALLUNGAMENTO DEI QUADRICIPITI

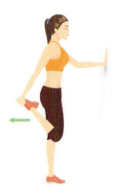

Questo esercizio ti permette di allungare e rilasciare la tensione accumulata nella parte superiore anteriore della gamba. È utile per migliorare la postura e la stabilità sin dai primi momenti della giornata. Puoi svolgere questo esercizio direttamente sul letto o da in piedi con l'aiuto di una parete o di una sedia.

Iniziamo:

1. Sdraiati sullo stomaco con le gambe distese o posizionati in piedi vicino ad un supporto con i piedi uniti.
2. Da solo o con l'aiuto di un'altra persona, spingi dolcemente la parte inferiore della gamba sinistra verso i glutei.
3. Cerca di mantenere la posizione di resistenza per almeno cinque secondi, respirando profondamente.
4. Prenditi qualche secondo per rilassarti e poi ripeti l'esercizio altre tre o quattro volte.
5. Una volta allungata la gamba sinistra, ripeti l'allungamento con la gamba destra.

ALLUNGAMENTO DEI FEMORALI IN POSIZIONE SUPINA

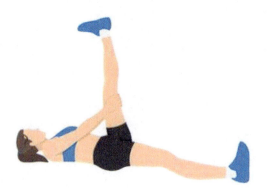

Questo esercizio è utile per allungare la parte superiore posteriore della gamba, migliorando così la postura e la mobilità delle gambe. Se non riesci a raggiungere le gambe con le mani, puoi aiutarti con una banda elastica o una sciarpa.

Iniziamo:

1. Sdraiati sulla schiena e solleva la gamba destra, cercando di tenerla il più dritta possibile. Se non riesci, posiziona la banda elastica sulla pianta del piede destro e afferra le estremità con le mani.
2. Nel frattempo puoi tenere la gamba a terra in posizione dritta o con il ginocchio piegato.
3. Con le mani o la banda elastica, tira la gamba destra verso il tuo corpo mentre la spingi delicatamente indietro per creare un po' di tensione.
4. Mantieni la posizione per massimo un minuto, respirando profondamente.
5. Rilascia lentamente la gamba e ripeti l'esercizio sull'altro lato.

FLESSIBILITÀ DELLE COSCE

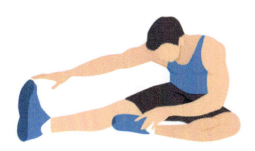

Questo esercizio è perfetto per allungare correttamente i muscoli posteriori della coscia. Esso, infatti, si concentra sulle gambe e la schiena, zone estremamente importanti per le persone avanti con l'età che desiderano mantenere la loro flessibilità. Questo allungamento manterrà le gambe e la schiena flessibili e sciolte riducendo la rigidità.

Iniziamo:

1. Scegli una superficie stabile su cui sederti, per esempio il pavimento, ed estendi una gamba in avanti.
2. Piegati in avanti con la parte superiore del corpo, cercando così di raggiungere la coscia, il ginocchio o la caviglia. Respira profondamente e fai attenzione a non estendere eccessivamente il tendine del ginocchio durante l'esercizio.
3. Mantieni questa posizione per 10-30 secondi. Appoggia delicatamente la gamba sul pavimento e ripeti l'esercizio dal lato opposto del corpo.

ALLUNGAMENTO DEI TENDINI E DEI POLPACCI

IN PIEDI:

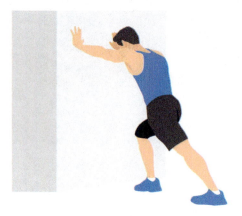

Questo esercizio può essere svolto appena svegli per ridurre il rischio di lesioni ai tendini e per preparare le gambe ai movimenti della giornata. Puoi aiutarti con una parete.

Iniziamo:

1. Posiziona i piedi alla larghezza delle spalle, restando in piedi.
2. Piega la gamba sinistra in avanti ed estendi il piede destro dietro di te.
3. Metti le mani sulla parte superiore della coscia destra, oppure appoggiati ad una parete. Infine fai una leggera pressione sulla gamba posteriore.
4. Trattieni la posizione per un massimo di 30 secondi.
5. Ripeti l'esercizio sull'altro lato.

SEDUTO:

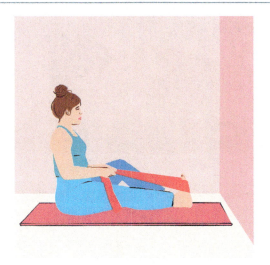

Iniziamo:

1. Tenendo le gambe distese davanti a te con il tallone a terra, inclinati verso i tuoi piedi.
2. Con l'aiuto di una banda elastica o di una sciarpa, aggrappati al tuo piede destro e avvicinati ad esso mantenendo la schiena dritta e incurvando leggermente i fianchi.
3. Trattieni la posizione per un massimo di 30 secondi.
4. Ripeti l'operazione anche dall'altro lato.

PIEGAMENTO IN AVANTI DA SEDUTO

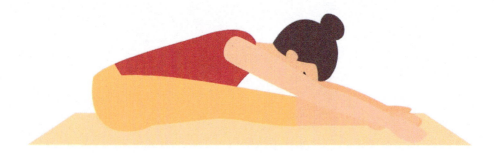

Questo esercizio è utile per allunga in modo efficace i muscoli posteriori della coscia, i polpacci, la colonna vertebrale e l'intera parte posteriore del corpo. I piegamenti in avanti potrebbero inoltre alleviare lo stress e persino sollevare il morale.

Iniziamo:

1. Siediti su un tappetino o sul letto e posiziona le gambe dritte davanti al tuo corpo.
2. Allungando il busto verso il soffitto, estendi le braccia verso l'alto. Mentre inspiri, allunga la colonna vertebrale.
3. Inizia ad inclinarti in avanti, piegandoti sui fianchi mentre espiri. Pensa al tuo bacino come ad una ciotola d'acqua inclinata in avanti.
4. Allunga la colonna vertebrale a ogni inspirazione. Per riuscirci, potrebbe essere necessario rilassare leggermente il piegamento in avanti.
5. Immergiti più a fondo nel tuo piegamento in avanti ad ogni espirazione. Non concentrarti sul toccare le ginocchia con il naso, ma immagina di appoggiare la tua pancia sulle cosce. Mantieni il collo in una posizione naturale, non forzarlo a guardare in alto e non lasciarlo penzolare completamente libero.

6. Una volta che la colonna vertebrale è completamente estesa, scegli se mantenere questa posizione o lasciare che la colonna vertebrale si spinga in avanti.
7. Afferra le caviglie o ciò che riesci a raggiungere. Un'altra opzione è quella di avvolgere una sciarpa o una banda elastica attorno ai piedi e aiutarti con essa. Tieni i piedi ben flessi per tutto il tempo.

Errori comuni:

- Non piegare le tue ginocchia, ma tienile dritte altrimenti i muscoli posteriori della coscia non si allungheranno e le articolazioni saranno sottoposte a maggiore stress.
- Finché puoi, mantieni la posizione con la schiena dritta. Cerca di respirare profondamente.

Controindicazioni e precauzioni:

Se hai subito un infortunio alle braccia, ai fianchi, alle caviglie o alle spalle, evita questa posizione. Allo stesso modo è fondamentale non sforzarsi troppo quando si svolge questo esercizio. Se i tuoi muscoli devono essere troppo tesi affinché tu riesca a piegarti, fermati nel punto in cui l'allungamento è ancora piacevole.

Questa posa potrebbe non essere comoda a stomaco pieno poiché comprime l'addome.

AFFONDI SULLA SEDIA

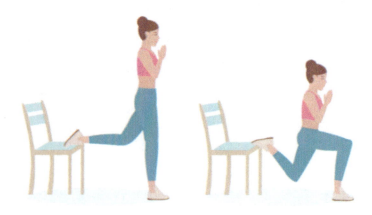

Questo esercizio di stretching è ottimo per preservare la mobilità e la forza muscolare della parte inferiore del corpo. Tuttavia, poiché può essere impegnativo, questa pratica deve essere svolta solo se possibile. Presta sempre attenzione ai segnali del tuo corpo e completa questo esercizio solo se puoi.

Iniziamo:

1. Prendi due sedie robuste e rivolgile nella stessa direzione, a circa un metro di distanza.
2. Metti lo stinco sul sedile della sedia, restando con l'altra gamba leggermente più avanti. Il piede dovrebbe trovarsi sul bordo dello schienale della sedia, mentre il ginocchio dovrebbe estendersi leggermente oltre il bordo anteriore.
3. Piega leggermente la gamba anteriore mentre spingi i fianchi in basso e in avanti. Mantieni questa posizione per dieci o trenta secondi, quindi ripeti sul lato opposto.

ALLUNGAMENTO DI PIEDI E POLPACCI

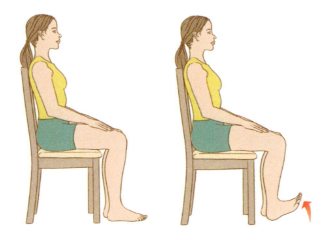

Anche l'allungamento dei piedi ricopre un ruolo fondamentale nel mantenimento di un buon equilibrio e di una buona postura. Essi, infondo, sono le nostre radici ed è per questo che è fondamentale che siano sempre stabili e forti. Inoltre, ha grandi benefici sulla circolazione delle gambe. Questo esercizio può essere svolto in posizione seduta o eretta con l'aiuto di un supporto, per esempio una sedia.

Iniziamo:

1. Appoggiati allo schienale della sedia stando in piedi dietro di essa, ruota le spalle all'indietro e tieni i piedi appoggiati a terra.
2. Solleva le dita dei piedi da terra e mantieni questa posizione per 10 secondi.
3. Ritorna alla posizione iniziale e ripeti l'esercizio tra le 10 e le 15 volte.

EQUILIBRIO E ALLUNGAMENTO DEI PIEDI

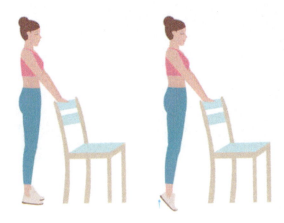

Si tratta di un esercizio di stretching piuttosto semplice ma che permette di allenare l'equilibrio e la stabilità dei piedi, fondamentale ad ogni età. Questo esercizio deve essere svolto in piedi.

Iniziamo:

1. Posizionati in posizione eretta davanti al tavolo. Afferra i suoi bordi con le mani.
2. Solleva e abbassa il corpo, sollevando i talloni dei piedi delicatamente e con attenzione. Ripeti il movimento più volte.
3. Concentrati sull'equilibrio e sul bilanciamento dell'intero corpo.

ALLUNGAMENTO DELLA CAVIGLIA

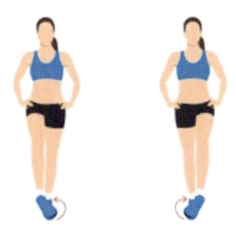

Le caviglie rigide portano spesso ad uno scarso equilibrio. È quindi fondamentale mantenere le caviglie flessibili, soprattutto quando si cammina e ci si sposta su e giù per le scale. Questo esercizio può essere svolto in posizione sdraiata, seduta o in piedi.

Iniziamo:

1. Siediti su una sedia e muovi lentamente il piede sinistro su e giù e da un lato all'altro per allungare la caviglia. Puoi anche effettuare delle circonduzioni.
2. Continua a muovere la caviglia per circa 30 secondi prima di ripetere l'esercizio con la caviglia destra.

ALLUNGAMENTO DELLA PARTE POSTERIORE

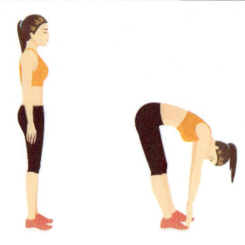

A seconda del tuo livello di forma fisica e salute, questo esercizio potrebbe risultare più difficile. In ogni caso, se te la senti, puoi includerlo nella tua routine di allungamento per sciogliere i muscoli della catena posteriore. Deve essere svolto in posizione eretta.

Iniziamo:

1. Partendo da una posizione eretta, piega leggermente il tuo corpo all'altezza della vita, lasciando che la gravità spinga il busto verso il basso. Fai sì che la testa, le spalle, le braccia e le mani penzolino verso il basso.
2. Mantieni la posizione per qualche secondo, concentrandoti sullo sciogliere e alleggerire la parte superiore del corpo.
3. Rialzati lentamente con l'aiuto di una sedia o di un appoggio stabile. Se lo desideri puoi ripetere l'esercizio più volte.

CAPITOLO 5
RISCALDAMENTO PRIMA DELL'ALLENAMENTO

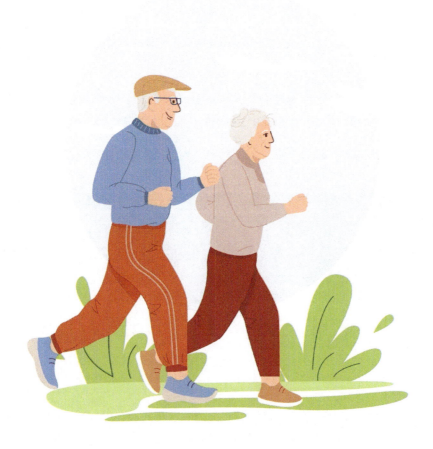

Sebbene la maggior parte delle routine di stretching sono semplici e non particolarmente faticose, è consigliabile prendere le necessarie precauzioni di sicurezza prima di iniziare qualsiasi programma di allenamento. Ancora una volta, ti invitiamo a parlare con il tuo medico prima di dedicarti a qualsiasi attività sportiva.

Puoi anche valutare di lavorare con un professionista del fitness che potrà essere la tua guida e ti aiuterà a prestare attenzione per evitare infortuni o sovraccaricare il tuo corpo. Oltre a questo, tieni a mente i seguenti consigli:

✓ Esegui un riscaldamento completo prima di iniziare gli esercizi di allungamento.

✓ Prenditi il tuo tempo durante l'allenamento. Non avere fretta e concedi al tuo corpo il tempo di adattarsi agli esercizi.

✓ Evita di applicare troppa forza sul tuo corpo. Esegui solamene i movimenti in cui ti senti sicuro.

> Qualsiasi età tu abbia, non smettere di essere attivo: puoi mantenere la tua forma fisica indipendentemente dalla tua età! Sei ancora in tempo per allenarti e l'esercizio fisico ti aiuterà a mantenere un po' del tuo potere mantenendoti centrato e sveglio sia dal punto di vista fisico che mentale.

Ciò che conta è che, prima di iniziare qualsiasi sessione di allenamento o allungamento intenso, dedichi almeno 10 minuti a riscaldare il tuo corpo. In questo capitolo vedremo qualche semplice esercizio alternativo alla classica camminata, cyclette o step.

AFFONDI DELLE GAMBE

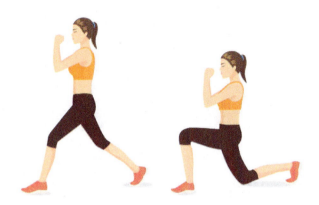

Per riscaldare i muscoli dell'anca, dell'interno coscia e dei glutei puoi eseguire questo esercizio appena prima di un allenamento. Per aumentare la sicurezza, inizia con oscillazioni più piccole e aumenta il passo man mano che i tuoi muscoli diventano più flessibili.

Iniziamo:

1. Posiziona i piedi alla larghezza delle spalle mentre sei in piedi.
2. Fai un movimento di oscillazione, portando la gamba destra davanti al busto e inclinando leggermente il ginocchio.
3. Torna indietro e ripeti il movimento con la gamba sinistra. Ricordati di mantenere il busto ben dritto mentre svolgi il movimento.
4. Continua il riscaldamento per qualche minuto o fino a quando non sentirai i muscoli delle gambe più flessibili.

CAMMINATA SUL POSTO

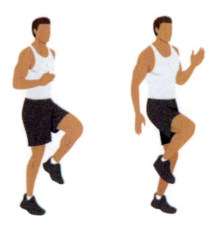

Per riscaldare i muscoli di tutto il corpo puoi eseguire questo esercizio appena prima di un allenamento. Inizia sempre con piccoli movimenti, aumentando l'ampiezza man mano che i muscoli diventano più caldi.

Iniziamo:

1. Posiziona i piedi alla larghezza delle spalle mentre sei in piedi.
2. Porta in alto la gamba sinistra, piegando il ginocchio e simulando una marcia. Nel frattempo, alza il braccio destro sopra la testa.
3. Torna indietro e ripeti il movimento con la gamba destra e il braccio sinistro. Ricordati di mantenere il busto ben dritto mentre svolgi il movimento.
4. Continua il riscaldamento per qualche minuto o fino a quando non sentirai che tutta la tua muscolatura si è sciolta.

ROTAZIONI CON L'ANCA

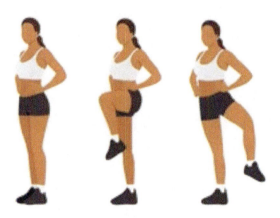

Questo esercizio è utile per riscaldare l'anca e le gambe prima di una sessione di allenamento.

Iniziamo:

1. Posizionati in piedi davanti ad una sedia o ad un tavolo. Aggrappati alla superfice con le mani.
2. Portati su una gamba, usando il piano di lavoro come supporto.
3. Fai oscillare delicatamente la gamba sollevata formando dei cerchi verso l'esterno. Fai 20 cerchi in ogni direzione prima di cambiare gamba.
4. Aumenta progressivamente la dimensione dei cerchi man mano che diventi più flessibile.

ROTAZIONI CON LE BRACCIA

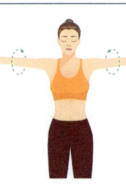

Questo esercizio è utile per riscaldare le spalle e le braccia prima di una sessione di allenamento.

Iniziamo:

1. Posizionati in posizione eretta, con i piedi alla larghezza delle spalle e le braccia lungo il corpo.
2. Rivolgi i palmi delle mani verso il basso e alza le braccia all'altezza delle spalle.
3. Da qui, muovi le braccia formando dei cerchio. Ripeti per 20 volte in entrambe le direzioni.
4. Aumenta progressivamente la dimensione dei cerchi man mano che diventi più flessibile.

OSCILLAZIONI DELLE BRACCIA

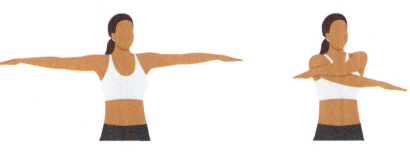

Questo esercizio può essere integrato all'esercizio precedente per mobilitare le spalle e le braccia al meglio.

Iniziamo:

1. Posizionati in piedi con le braccia tese in avanti, parallele al pavimento e con i palmi rivolti verso il basso.
2. Mentre fai un passo avanti, fai oscillare entrambe le braccia nella direzione opposta in modo che il braccio sinistro sia davanti alla spalla destra e il braccio destro sia davanti alla spalla sinistra. Tieni il busto e la testa rivolti in avanti, muovendo solo alle spalle.
3. Fai oscillare le braccia nella direzione opposta mentre fai un altro passo.
4. Ripeti per almeno 10 volte da entrambi i lati, allargando il movimento man mano che diventi più flessibile.

AFFONDI CON TORSIONE

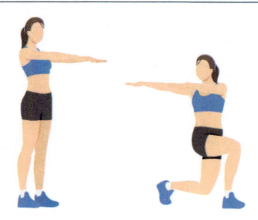

Questo esercizio rappresenta un riscaldamento completo ottimale per preparare sia la schiena che le gambe all'allenamento. Tuttavia, questo esercizio non è adatto alle persone che hanno difficoltà nel mantenere l'equilibrio.

Iniziamo:

1. Mettiti in posizione eretta con i piedi paralleli e le braccia davanti a te parallele al pavimento.
2. Fai un grande passo avanti (se necessario tieni una mano su un muro per l'equilibrio) con il piede destro, posizionandolo saldamente sul pavimento di fronte a te. Consenti al ginocchio e all'anca di piegarsi lentamente mantenendo il busto eretto. Ricordati di tenere il ginocchio destro sopra la caviglia e non permettergli di andare oltre le dita dei piedi.
3. Piega leggermente il ginocchio sinistro, abbassandolo fin dove la tua flessibilità te lo permette.
4. Da questa posizione, ruota la testa e il dorso verso destra accompagnando il movimento con le braccia.
5. Ritorna alla posizione iniziale e ripeti l'esercizio dalla parte opposta. Ripeti 5 volte su ciascun lato.

CAPITOLO 6
ALLUNGAMENTO DOPO L'ALLENAMENTO

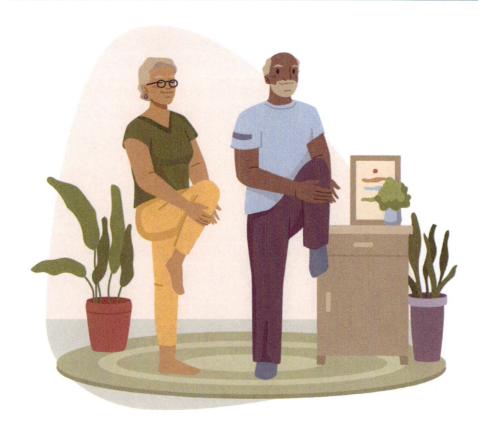

Lo stretching dopo l'allenamento può aumentare la flessibilità, ridurre il rischio di lesioni e alleviare la tensione muscolare. Potresti anche ottenere prestazioni migliori la prossima volta che ti alleni se lo inserisci a fine allenamento.

In ogni caso, l'allungamento dopo l'attività fisica non deve essere troppo lungo e puoi renderlo ancora più breve allungando più gruppi muscolari insieme.

BENEFICI PER IL BENESSERE GENERALE

Inserire una breve sessione di allungamento al termine di un allenamento, sia esso una camminata, una biciclettata, un'ora in palestra o una sessione di allungamento, porta a numerosi vantaggi, tra cui:

› **Maggiore flessibilità e recupero**
 Lo stretching aiuta le articolazioni a diventare più flessibili. Essere più flessibili può consentire di muoversi più liberamente e aumentare la capacità di movimento delle articolazioni.

› **Maggiore forza e minor rischio di mal di schiena**
 Lo stretching, se combinato con l'allenamento della forza, può aiutarti a ridurre il dolore alla schiena e alle spalle attraverso il rafforzamento dei muscoli coinvolti. Inoltre, potrebbe migliorare la postura generale.

› **Minore stress**
 L'allungamento può aiutare a sciogliere eventuali tensioni provocate dall'attività fisica, riducendo la possibilità di infortuni o fastidi post-allenamento.

› **Migliore flusso sanguigno**
 Sappiamo che l'allungamento, in generale, migliora la circolazione. Questo beneficio si nota ancora di più dopo una sessione di allenamento, in quanto permette ai muscoli di riprendersi dallo sforzo più rapidamente. Inoltre, permette di ridurre la possibilità di rigidità e affaticamento.

Dopo l'allenamento, cerca di concentrare l'allungamento sui muscoli che hai utilizzato maggiormente durante l'attività sportiva.

Se non sei sicuro di utilizzare delle tecniche di stretching sicure, puoi chiedere ad un personal trainer certificato di mostrarti come fare.

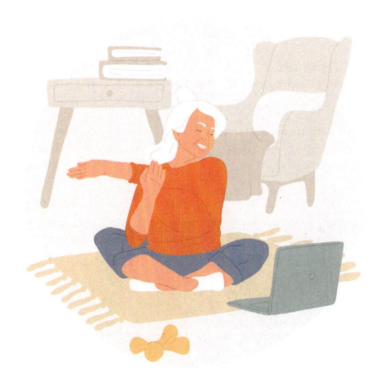

QUANDO INSERIRE L'ALLUNGAMENTO

Ancora una volta ribadiamo che lo stretching aiuta il flusso sanguigno e la saturazione di ossigeno, portando grandi benefici sia ai muscoli che alle articolazioni. In questo modo le fibre muscolari sono mantenute forti e sane per resistere a qualsiasi pressione o esercizio fisico a negli anni a venire.

Tuttavia, durante una sessione di allungamento è fondamentale concentrarsi sui muscoli che verranno usati o sono stati usati durante l'allenamento. Questo allevierà qualsiasi accumulo di acido lattico, stress e tensione che potrebbero essersi verificati durante l'attività fisica. Ad esempio, se vuoi andare a correre, concentrati sull'allungare le gambe molto più delle braccia. Al contrario, se hai appena fatto una lezione boxe, è meglio concentrarsi sull'allungamento della parte superiore del corpo.

> Lo stretching, in ogni caso, è fondamentale anche quando non si svolge alcuna attività sportiva. La maggior parte di noi trascorre le giornate seduto al lavoro, il che spesso provoca mal di schiena e malessere generale. In questi casi la pratica regolare dello stretching aiuterà ad alleviare questo problema poiché, ancora una volta, aumenterà il flusso sanguigno nei punti che sono stati ostruiti tutto il giorno.

CAPITOLO 7
ATTREZZATURA

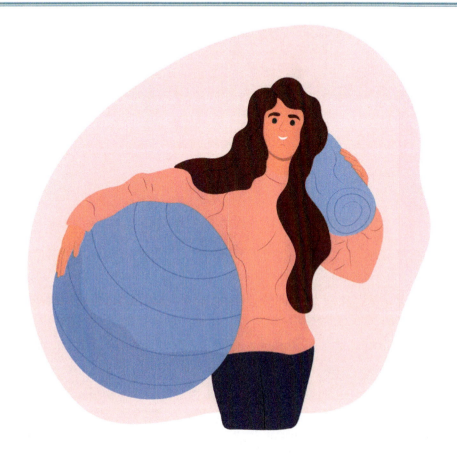

Lo stretching è fondamentale sia prima che dopo un allenamento. Tuttavia, poiché ognuno è caratterizzato da diversi gradi di flessibilità e limiti, può essere utile sfruttare degli strumenti creati appositamente.

In questo capitolo approfondiremo l'attrezzatura facoltativa che potrai usare durante le tue sessioni di allungamento.

STRUMENTI UTILI

CINGHIE ALLUNGABILI

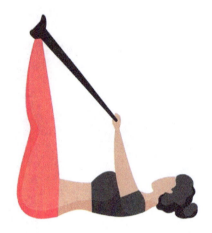

Fino a quando la tua flessibilità non ti consentirà di sperimentare le posizioni più impegnative da solo, una cinghia elastica è un modo semplice ma efficace per approfondirle senza dolore. Inoltre, è uno strumento flessibile ed economico in grado di ridurre il rischio di lesioni.

Le cinghie elastiche offrono maggiore stabilità e una gamma di movimento più ampia se utilizzate correttamente. Sono utili anche per avere maggiore controllo sull'llungamento. Le cinghie elastiche sono disponibili con o senza maniglie, sebbene le prime forniscano un supporto aggiuntivo e una presa molto migliore.

BLOCCHI YOGA

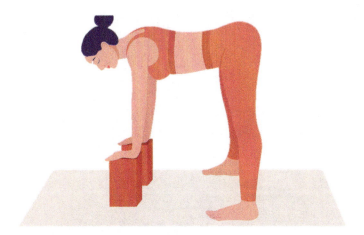

I blocchi per lo yoga sono fantastici ausili per lo stretching in quanto espandono la tua capacità di movimento mantenendo la stabilità.

Il più grande vantaggio è dato dal fatto che aiutano a migliorare l'equilibrio e la presa. Sebbene siano pensati per lo yoga, possono essere utili anche in qualsiasi altra attività che richieda che le mani rimangano ben salde sul pavimento.

CINTURA PER GAMBE

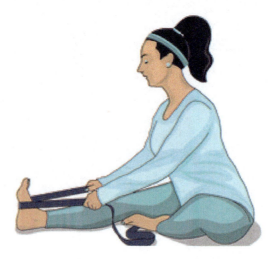

Le cinture per gambe aiutano a migliorare la circolazione sanguigna e ad alleviare qualsiasi disagio causato da disturbi e lesioni, tra cui fascite plantare, tendinite o distorsioni della caviglia.

Questo strumento, inoltre, può fornire una maggiore leva mentre ci si allunga, sostenere l'intera gamba, mantenere la schiena dritta e aumentare la flessibilità. La cintura per gambe è una comoda aggiunta alla pratica di stretching in quanto è adattabile e abbastanza economica.

RULLO IN SCHIUMA

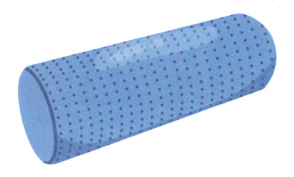

Il rullo di schiuma è perfetto per massaggiare i muscoli, ridurre il disagio e la tensione, aumentare il flusso sanguigno e prevenire l'accumulo di acido lattico. Inoltre, questo strumento può migliorare l'allungamento passivo in quanto l'aumento del flusso sanguigno consente di ad una quantità maggiore di raggiungere i muscoli, aumentando la flessibilità e la mobilità.

I rulli in schiuma sono disponibili in un'ampia gamma di stili, da quelli lunghi e lisci ideali per i principianti a quelli con varie trame che penetrano più in profondità nella fascia e persino alcuni con funzioni di vibrazione aggiuntive.

SFERA DA MASSAGGIO

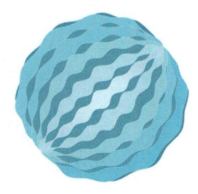

La sfera da massaggio può raggiungere quelle aree delicate che richiedono un po' più di assistenza per rilasciare la tensione. Le palline da massaggio sono eccellenti per il trattamento di fianchi dolorosi, muscoli della schiena e persino alcuni punti delle gambe a causa delle loro dimensioni e forma ridotte.

Questo strumento permette di aumentare la flessibilità e la libertà di movimento grazie al rilascio dei nodi muscolari. Senza contare che le sfere da massaggio incoraggiano anche il flusso sanguigno, rendendo più efficiente ogni esercizio di stretching.

Lo stretching è una componente cruciale per il benessere generale, ma a volte potresti aver bisogno di un piccolo aiuto per raccogliere tutti i suoi frutti. Fino a quando non avrai la forza e la stabilità per eseguirli da solo, questi semplici strumenti possono aiutarti ad assumere anche alcune delle posture più difficili.

CAPITOLO 8
FARE DELL'ALLUNGAMENTO UN'ABITUDINE

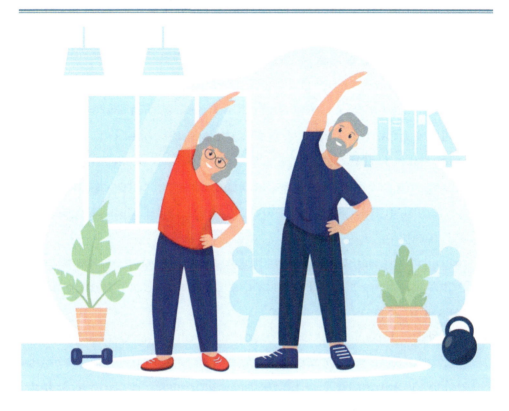

Arrivati a questo punto probabilmente sei ben consapevole di quanto sia importante lo stretching prima e dopo l'attività fisica e non solo. Lo stretching è un'azione essenziale da cui tutti possono trarre beneficio e che quindi non dovrebbe essere svolto solo durante l'attività sportiva.

Senza allungamento, i muscoli si accorciano e si irrigidiscono, aumentando il rischio di incidenti e altri problemi di salute. Lo stretching muscolare regolare riduce questi pericoli migliorando al contempo la gamma di movimenti del corpo, aumentando il flusso sanguigno, allentando la tensione muscolare e migliorando la postura.

Ecco quindi alcuni suggerimenti affinché l'allungamento diventi parte della tua routine quotidiana.

› **Inizia poco alla volta**

Per raccogliere i frutti dell'allungamento non è necessario farlo per ore al giorno. Se lo stretching non è una parte normale della tua giornata tipo, trova il tempo per inserirlo. Concediti uno spazio da dedicare allo stretching selezionando due allungamenti: uno per la parte superiore del corpo e uno per la parte inferiore, ed eseguili entrambi ogni giorno per una settimana.

Stabilisci un obiettivo. Per esempio puoi decidere di mantenere ogni posizione per 30 secondi, allungando poi il tempo fino a massimo 2 minuti.

All'inizio, però, imposta un obiettivo molto basso e realizzabile, soprattutto se il tuo corpo è teso e vuoi prevenire fastidi a causa dell'allungamento. Credici, ti sentirai benissimo dopo aver fatto anche solo pochi esercizi... potresti essere scioccato nello scoprire che vuoi allungarti di più una volta al giorno!

› **Scegli gli esercizi adatti a te**

A volte lo stretching richiede più di un semplice passaggio in una posizione. Esamina gli allungamenti che possono essere più efficaci per te. Potresti scoprire esercizi utili per la tua salute o considerare degli aggiustamenti in base al tuo livello di forma fisica. Questo è estremamente efficace nel caso in cui tu abbia un problema specifico come, per esempio, i muscoli posteriori della coscia contratti, o un obiettivo che stai cercando di raggiungere.

Puoi anche cercare degli esercizi di stretching su YouTube per vederli in azione. In questo modo non solo riuscirai a trovare gli allungamenti che funzionano meglio per te, ma sarai anche guidato attraverso un allungamento più profondo.

› Stabilisci una durata

Individua dei momenti in cui puoi dedicarti al programma di allungamento. Anche in questo caso, non è necessario fare stretching per ore ma, se hai poco tempo, potresti dividere l'allenamento in base alla zona.

Per esempio, potresti allungare la parte superiore del corpo per 4 minuti al mattino e la parte inferiore del corpo per 4 minuti la sera. Per questo compito il timer del telefono è l'ideale.

In linea generale, le sessioni di stretching possono essere programmate tutte in una volta o distanziate nell'arco della giornata. Se ti alleni regolarmente, devi dedicare una parte della tua sessione all'allungamento iniziale e a quello finale. Puoi fare stretching per qualche minuto dopo esserti svegliato o prima di andare a letto. Insomma, una volta che hai stabilito cosa funziona meglio per te, metti l'ora sul tuo calendario e tieni traccia della tua nuova abitudine.

› Prenditi una pausa per te stesso

Soprattutto all'inizio, potresti dimenticarti di fare stretching tutti i giorni perché è difficile formare delle nuove abitudini. Se questo accade, fai attenzione a non sentirti in colpa per questo.

Cerca invece di riflettere su quanto meglio si sentirà il tuo corpo grazie a tutto lo stretching che hai fatto. Considera l'allungamento come un momento da dedicare a te stesso e al tuo benessere generale, in questo modo ti sarà più semplice ricordarlo e portarlo a termine ogni giorno.

Tieni a mente che, proprio come nel caso dell'allenamento della forza, lo stretching potrebbe causare fastidi. Concediti abbastanza tempo per rilassarti e riprenderti se ti allunghi più del solito.

› **Sii creativo**

Lo stretching può essere fatto sempre e ovunque, il che è uno dei suoi principali vantaggi. Inoltre l'allungamento può essere eseguito stando in piedi, seduti o sdraiati. Approfitta anche di questo!

Ruota i polsi e le caviglie mentre sei sdraiato sulla schiena se hai difficoltà ad alzarti dal letto al mattino. Quando il tempo è limitato, allunga le braccia e tocca le dita dei piedi mentre fai la doccia. Allunga il collo e le spalle quando sei seduto a lavoro.

Il tuo corpo ti ricompenserà se continui a cercare opportunità per fare stretching mentre svolgi le tue attività quotidiane.

CONCLUSIONE

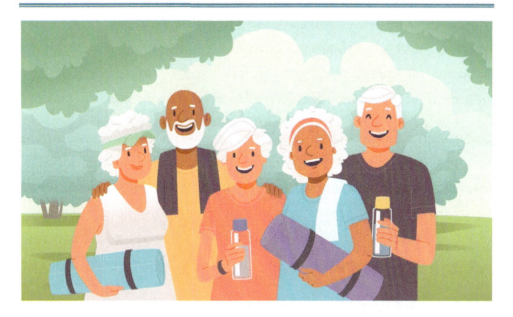

Nel corso di queste pagine abbiamo elencato i migliori esercizi per le persone più avanti con l'età o con mobilità ridotta. Ricordati che puoi includere questi allungamenti nella tua routine mattutina, serale o durante il giorno. Insomma, qualunque sia il tuo orario preferito, inizia appena puoi per ritrovare la gioia di vivere grazie al movimento e all'allungamento.

Uno stile di vita sano e attivo deve includere lo stretching. Potresti essere ispirato a fare allungamento regolarmente non appena riscontrerai i benefici ad esso associati come una diminuzione della tensione muscolare, una maggiore libertà di movimento e una maggiore flessibilità. Lavora entro i tuoi limiti e presta attenzione ai bisogni del tuo corpo. E, soprattutto se hai problemi di salute o hai bisogno di una guida specializzata, parla con un esperto di fitness, un fisioterapista o un medico.

Ora che hai approfondito gli esercizi di stretching, è fondamentale pensare a ulteriori modi in cui potresti migliorare la tua salute. Essi infatti, devono essere accompagnati da sufficiente idratazione, esercizio fisico regolare e cibo adeguato. Non sottovalutare nessuno di questi elementi poiché sono tutti necessari per garantirti una vita ricca di salute e benessere generale.

Supponendo che il tuo medico ti abbia dato il via libera, è fondamentale scegliere anche una o più routine di allenamento di intensità moderata e che ti piacerebbe eseguire ogni giorno. Hai varie opzioni come camminare, danzare, nuotare, giocare a tennis, camminare sul tapis roulant, fare la cyclette, fare sollevamento pesi leggero, seguire allenamenti di resistenza, golf o acquagym.

Numerosi studi hanno dimostrato che le persone anziane che si esercitano regolarmente possono ridurre le possibilità di sviluppare condizioni legate all'età come malattie cardiache, diabete e alcuni tipi di cancro.

Allora cosa stai aspettando? Alzati dal divano e inizia il tuo programma di allungamento. Potresti essere sorpreso dai cambiamenti che noterai e sperimenterai nel giro di pochi mesi!

RIFERIMENTI

Cinque esercizi che un fisioterapista vuole che tu faccia ogni giorno per prevenire la rigidità mentre invecchi . (2019, 2 ottobre). Bene+Bene. Estratto il 13 novembre 2022 da https://www.wellandgood.com/exercises-for-neck-stiffness/

9 esercizi di stretching per anziani | Iora Primary Care . (2021, 25 maggio). Cure primarie Iora. Estratto il 13 novembre 2022 da https://ioraprimarycare.com/blog/stretching-exercises-for-seniors/

Esercizi di stretching per anziani . (2022, 21 marzo). Esercizi di stretching per anziani. Estratto il 13 novembre 2022 da https://www.seniorservicesofamerica.com/blog/stretching-exercises-for-seniors

Stretching passivo: vantaggi, esempi e altro . (nd). Stretching passivo: vantaggi, esempi e altro. Estratto il 13 novembre 2022 da https://www.healthline.com/health/exercise-fitness/passive-stretching

SET, SF (nd). 13 migliori allungamenti per gli *anziani che possono essere eseguiti in piedi o seduti* SET PER SET. Estratto il 13 novembre 2022 da https://www.setforset.com/blogs/news/stretches-for-seniors

Hella Salute . (nd). Hella Salute. Estratto il 13 novembre 2022 da https://www.hellahealth.com/blog/wellness/stretching-exercises-for-seniors/

I MIGLIORI ALLUNGAMENTI PRE E POST ALLENAMENTO DA AGGIUNGERE ALLA TUA ROUTINE . (nd). I MIGLIORI ALLUNGAMENTI PRE E POST ALLENAMENTO DA AGGIUNGERE ALLA TUA ROUTINE. Estratto il 13 novembre 2022 da https://blog.decathlon.in/articles/post-workout-stretches

Le 8 migliori attività di stretching per la gamma di movimenti per gli anziani (2017, 10 gennaio). Alegre. Estratto il 13 novembre 2022 da https://www.alegrecare.com/single-post/2017/01/10/the-8-best-range-of-motion-stretching-activities-for-seniors

Wegrzynowna, P. (2021, 18 gennaio). *Rotolamento della schiuma contro lo stretching | Sapere quando utilizzare ogni metodo* . Muscolo atletico. Estratto il 13 novembre 2022 da https://athleticmuscle.net/foam-rolling-vs-stretching/

Esercizi per la parte bassa della schiena . (2021, 7 ottobre). Molto bene Salute. Estratto il 13 novembre 2022 da https://www.verywellhealth.com/exercises-for-your-low-back-2696340

Come allenarsi con mobilità limitata - HelpGuide.org . (2022, 2 novembre). HelpGuide.org. Estratto il 13 novembre 2022 da https://www.helpguide.org/articles/healthy-living/chair-exercises-and-limited-mobility-fitness.htm

7 consigli degli esperti per migliorare la flessibilità . (2021, 22 settembre). Forbes Salute. Estratto il 13 novembre 2022 da https://www.forbes.com/health/body/how-to-improve-flexibility/

Durata della vita . (2022, 7 giugno). Durata. Estratto il 13 novembre 2022 da https://www.lifespan.org/lifespan-living/posture-and-how-it-affects-your-health

Stretching dopo un allenamento: 6 allungamenti per aumentare la tua flessibilità . (nd). Stretching dopo un allenamento: 6 allungamenti per aumentare la tua flessibilità. Estratto il 13 novembre 2022 da https://www.healthline.com/health/fitness-exercise/stretching-after-workout

deLeeuw, A. (2021, 2 luglio). *11 allungamenti dinamici delle gambe per ottimizzare la tua routine di allenamento - SlendHer.COM* . snello. Estratto il 13 novembre 2022 da https://www.slendher.com/health-news/11-dynamic-leg-stretches-to-optimize-your-workout-routine/

I 10 migliori esercizi di equilibrio per gli anziani | Livestrong.com . (2022, 16 marzo). LIVESTRONG.COM. Estratto il 13 novembre 2022 da https://www.livestrong.com/article/132271-exercises-improve-balance-seniors/

Jameel, K. (2022, 12 novembre). *I 5 migliori esercizi di yoga per dimagrire a casa?* PakistanBeat. Estratto il 13 novembre 2022 da https://pakistanbeat.com/health-beat/top-5-yoga-exercises-for-weight-loss-at-home/

Printed by Amazon Italia Logistica S.r.l.
Torrazza Piemonte (TO), Italy

52345091R00071